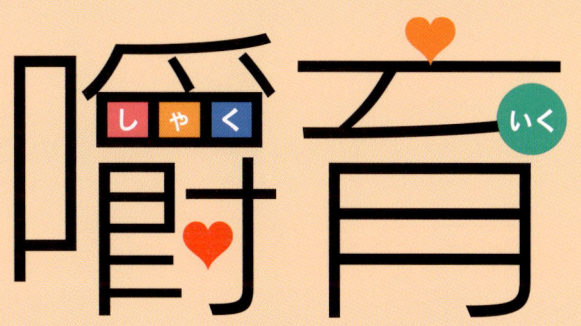

嚼育

口腔からはじめる
サクセスフルエイジング
のために

安達恵利子 著

林　揚春

武田孝之

嚼育とは？

バランスのよい食事の摂取方法や
食品の選び方,
食環境を整える方法,
さらに食に関する文化などについて
教育する「食育」に加え,
歯科の立場から健常な口腔機能の回復と
咀嚼の重要性を提唱し,
噛むことによる生体機能や
交感神経系の活性化などがもたらす
経年的な健康維持を目指した
指導方法を「嚼育」と表現しました．
今後,この「嚼育」の概念が歯科領域に定着し,
健康長寿に寄与することができればと
願っています．

健康長寿	経年的な健康維持
適度な運動	交感神経系の活性化
噛み合わせによる体幹の安定	脳機能の低下防止
社交性の向上	食品選択
バランスのよい食事	食環境の整備

咀嚼の重要性

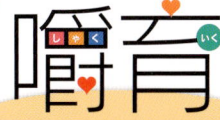

健常な口腔機能の回復

医歯薬出版株式会社

This book was originally published in Japanese
under the title of :

SHAKUIKU
—KOUKU-KARA HAJIMERU SAKUSESUFURU-EIJINGU-NO TAMENI
(Chewing and Dietary Education for Healthy Longevity)

Authors :

ADACHI, Eriko, et al
   Port Square Dental Clinic

© 2013 1st ed.

ISHIYAKU PUBLISHERS, INC.
  7-10, Honkomagome 1 chome, Bunkyo-ku,
  Tokyo 113-8612, Japan

はじめに

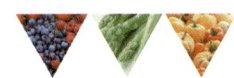

　私は診療所に勤務する歯科衛生士です．今では考えられませんが，入社した当初は人前で話すことが苦手で患者さんにブラッシング指導するときも恥ずかしくて赤面しているほどでした．当時は「8020運動」がはじまり，同年に歯科衛生士法が一部改正され，新たに歯科衛生士の業務に歯科保健指導が追加されてまだ間もないという，歯科界では大きな改革の時代であり，歯の病気の予防をするうえで歯科衛生士が必要とされる時代の入り口でもありました．私たち歯科衛生士はプロービング，ブラッシング指導，スケーリング，SRPなど歯に関するさまざまな知識を身につけ技術を学び，患者さんの歯の健康を守るために一生懸命頑張ってきました．

　あれから20年，日本は超高齢化が進み，寝たきり，認知症や低栄養，メタボリックシンドローム，生活習慣病の患者が増加を続け，医療費を圧迫している状況になっています．このような社会情勢の変化に伴い，今後の歯科衛生士は歯の健康を守ることはもちろんのことながら，そこから継続して生活習慣，食事習慣など全身の健康状態までを視野に入れたメインテナンスを行っていくことが大切です．

　今，歯科界には，また大きな変革が求められています．それは生活習慣病の予防，健康長寿社会を目指すために歯科衛生士が必要とされる新たな時代の入り口なのです．厚生労働省の「健康日本21（第2次）」でも，その期待の高まりがうかがえます．

　国民の平均的な寿命である80歳まで20本以上の自分の歯が残っていれば硬いものでもなんでもしっかり噛むことができます．そして，しっかり噛めることは脳の機能や体の機能を維持するために必要不可欠であることもわかってきました．

　咀嚼機能の回復と維持が毎日の食事につながり，毎日の食事が全身の健康へとつながることを，「嚼育（しゃくいく）」を通じ，患者さんに認識してもらうことが今後の歯科医療における最重要課題だと思います．この本では患者さんの健康長寿を目指して，クリニックで行っている取り組みをご紹介していきます．

　歯科衛生士の可能性はこれからさらに広がっていきます．この本で学んだことが歯科医院で，そして歯科衛生士として，さらに自分の生活を見直し明るい人生を切り開く一助になればと，心から願っています．

2013年3月

著者を代表して　安達　恵利子

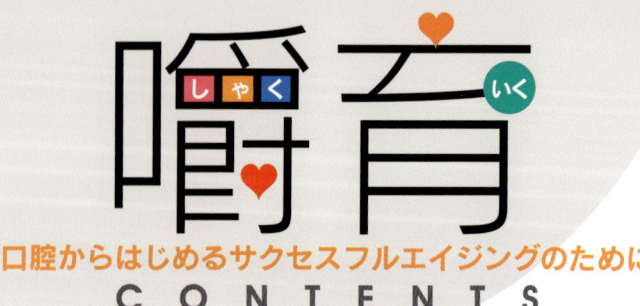

口腔からはじめるサクセスフルエイジングのために
CONTENTS

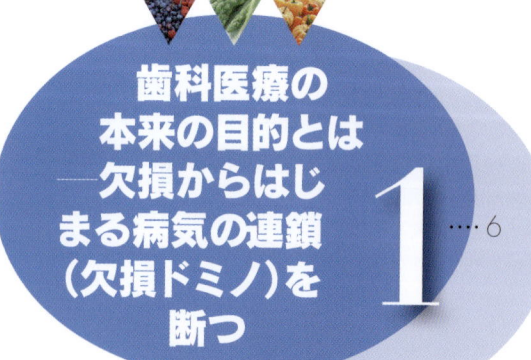

歯科医療の本来の目的とは──欠損からはじまる病気の連鎖（欠損ドミノ）を断つ **1** ……6

病気にならないために──患者さんの体調を知ろう **2**

1. 補綴治療したのになぜ不健康？ ……………………………………… 8
1）患者さんの体調を把握するために ……………………………………… 9
　　身体活動レベル ……………………………………… 9
　　1日に必要なエネルギー ……………………………………… 9
　　　食事バランスガイドとは？ ……………………………………… 10
　　BMI（Body Mass Index）……………………………………… 12
　　内臓脂肪が多い場合 ……………………………………… 12
　　患者さんへのアプローチ ……………………………………… 13
　　　1─肥満と病気の関係（結びつき）をしっかりと理解してもらう … 13
　　　2─肥満と咀嚼の関係を理解してもらう ……………………………………… 14

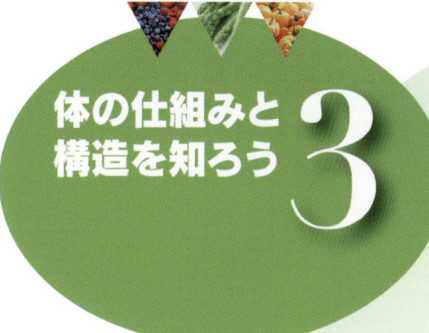

体の仕組みと構造を知ろう **3**

1. 健康で幸せに年齢を重ねるために ……………………………………… 17
1）経年的な健康維持を目指した指導 ……………………………………… 17
2）超高齢社会での歯科治療 ……………………………………… 18
3）咀嚼の重要性 ……………………………………… 20
2. 年齢とともに体はどう変化するの？ ……………………………………… 22
1）高齢者の身体的特徴とその対応 ……………………………………… 22
　全体的な特徴 ……………………………………… 22
　　1─筋力・体力の低下 ……………………………………… 22
　　2─基礎代謝量の減少 ……………………………………… 22
　食事面での特徴と変化 ……………………………………… 23
　　1─視力（色）・聴力（音）・嗅覚（匂い）の低下 ……………………………………… 23
　　2─味覚（味）の低下 ……………………………………… 24
　　3─噛む力の低下 ……………………………………… 25
　　4─消化液（唾液）の分泌低下，消化吸収能力の低下 ………… 25

4

嗜好の変化 …………………………… 28
食肉の効能をさぐる …………………… 29
低栄養の評価法 ………………………… 32
食生活チェックシート ………………… 36
低栄養と低栄養状態の高齢者の増加 …………… 37
高齢者の意識と心理 …………………… 39
低栄養への対応 ………………………… 42

4 患者さんの生活背景・生活習慣を知ろう

1. まずはコミュニケーション ………………………… 44
2. 生活習慣改善の第一歩は「自分の体」を患者さんが知ること ………… 45
1) 生活改善の指標は？　チェックシートの活用 ……………… 45
　BMIによる評価 …………………… 45
　体成分分析 ………………… 47
　患者さんへの指導——内臓脂肪を減らすには「あさはかけよう」
　　（朝は駆けよう） ………………… 50
2) 患者さんの年齢と個々に合わせた具体的な動機づけと指導方法 ……… 53
　17歳の女性の高精度体成分分析結果 ……………… 53
　51歳の女性の高精度体成分分析結果 ……………… 56

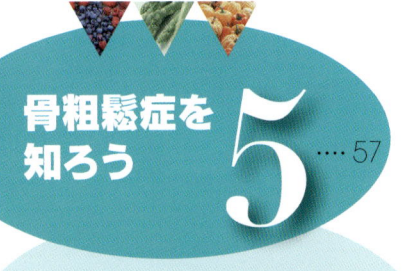

5 骨粗鬆症を知ろう …57

★自分の体の骨密度を知っていますか？
……………… 61

Case-A 補綴治療終了後の食生活？ ……………… 69
　初診時の口腔内所見 ……………… 69
治療経過 ………………… 69
補綴治療はゴールではなかった ……………… 70
補綴治療後は ……………… 72
患者さんのモチベーションが下がらないように ……… 74

Case-B 硬い物が食べられない！ ……………… 78
　初診時の口腔内所見 ……………… 78
健康チェック ……………… 78
指導上のコメント ……………… 79
この患者さんの体成分結果をみて何が問題か？ ……… 81
治療へのアプローチ ……………… 83
治療経過 ……………… 85
現在の指導の実際 ……………… 85

1 歯科医療の本来の目的とは
―欠損からはじまる病気の連鎖（欠損ドミノ）を断つ―

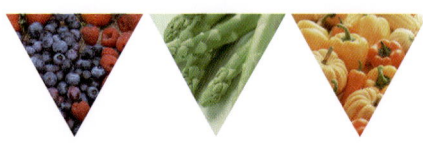

　人間はだれでも健康で実りある楽しい時間を少しでも長く続けたいと思っています．若い時代は健康であることが当たり前なために特に意識せずに時間を過ごしていますが，年を重ねていき体のいろいろなところに変調を感じるよう

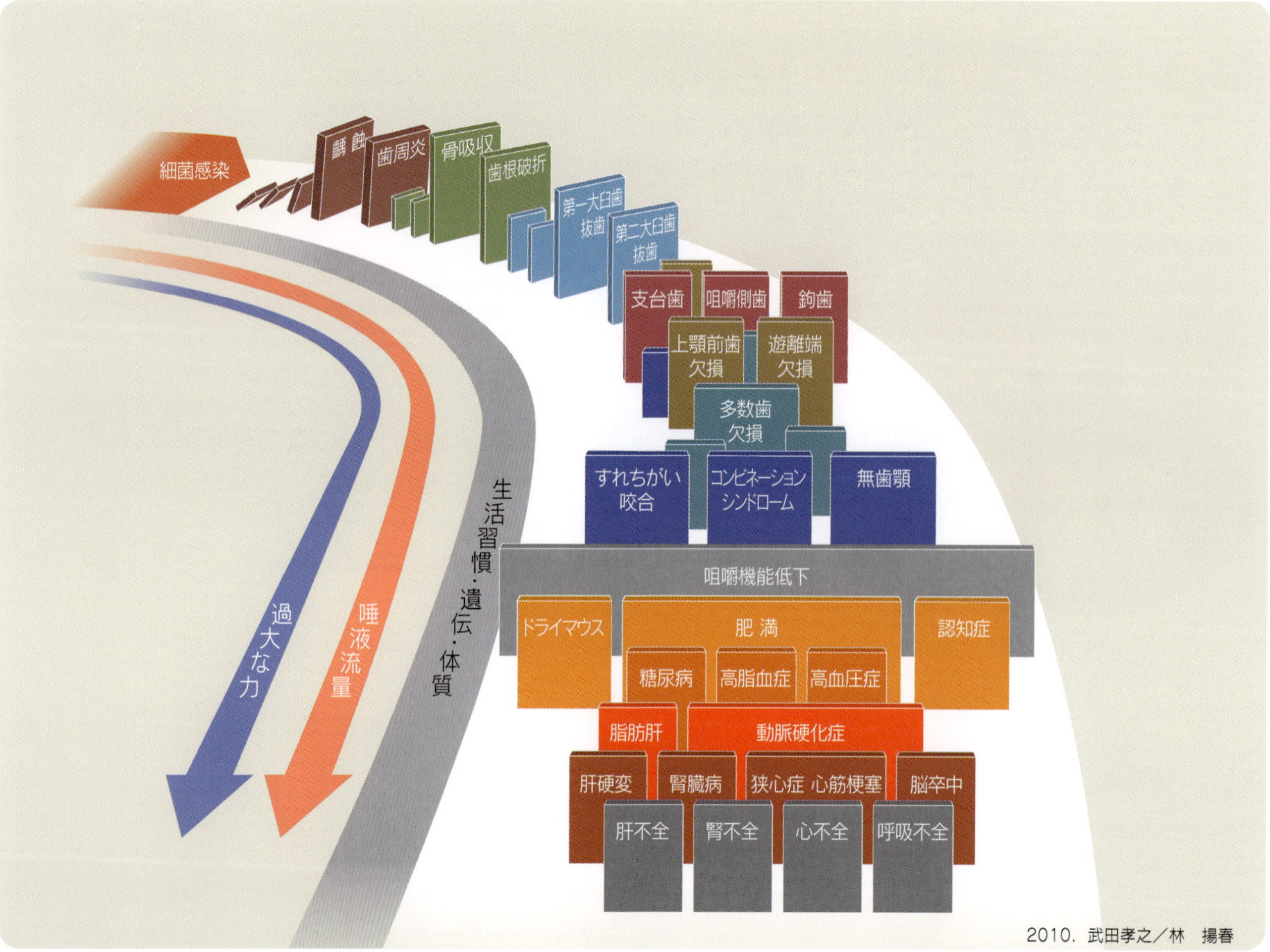

図1　欠損ドミノ
歯の欠損からはじまり，よく噛めないということが連鎖的に全身の疾病の発症につながる可能性を有している．それゆえ，可及的に歯を喪失するリスクを減じること，そして，歯の喪失を早期に抑えることが必要となる．

になると健康の重要性に気づきます．

現代は多くの病気が生活習慣に端を発すると考えられています．死因のトップ3である，がん，心疾患，脳血管疾患は，いずれも生活習慣の改善によって罹患率を下げられる可能性をもっています．病気のもとを断つ大きなポイントは病気の原因の「気づき」にあります．そして，習慣を変える具体的な方法を実践する粘り強さにあります．

10年以上前にメタボリックシンドロームという言葉が提唱されました．みなさんも「メタボ」という言葉をよく耳にされてきたと思います．そして，高脂血症，高血圧症，糖尿病は急になるわけではなく，生活習慣の積み重ねからなるものであり，あたかもドミノ倒しのように次々とさまざまな重症度の高い病気を誘発するものであるとご存知のことと思います．

その多くは偏った食事，過食が原因の一つであることもご存知でしょう．天然歯が全部あって偏食，過食の人はもちろん多数いますが，よく噛めなくなったために炭水化物主体の食事となることも多くあります．また，よく噛まないために低栄養となることも周知のことです．

歯科医院に来院される患者さんは「痛みをとってほしい」，「よく噛めるようになりたい」，「きれいな歯にしたい」などとさまざまな主訴をもっています．そして，私たち医療従事者は患者の主訴を改善しようと努力してきました．これまでは噛めるようになった時点で仕事はほぼ完了，あとは，メインテナンスで再発しないようにしましょうというスタンスでした．

しかし，これでは患者さんの健康長寿を達成することはできません．歯科治療，特に補綴治療はリハビリテーションといわれますが，天然歯に代わる高機能の人工物を入れておしまいということがこれまでの対応でした．

これからは歯を治して，さらに，健康を取り戻して，そして，実りある充実した時間を長く過ごしていただくことに力を注がなくてはなりません．診療室の現場でそれを実践するのは歯科衛生士なのです．

多数歯を喪失して補綴的に難しいすれちがい咬合やコンビネーションシンドローム（下顎前歯だけ残在し，上顎前歯部や下顎臼歯部の著しい顎堤吸収，そして上顎臼歯部の骨のたれ込みなどを併発する症例）になる前に，できれば，少数歯欠損になる前，歯を喪失する前，齲蝕，歯周病にかかる前に細菌感染から防御し，過大な力がかかる悪習慣を抑制していくこと，すなわち，欠損からはじまる病気の連鎖，ドミノ倒しを抑制することが重要なのです．

さあ，本書をよく理解し，そして，使いこなして，患者さんの健康長寿を目指していきましょう．歯科衛生士，歯科医師の仕事は山積みです．**口腔疾患への対応はもちろんですが，この先にある健康を守ることこそが本来の歯科医療の目的なのです．**

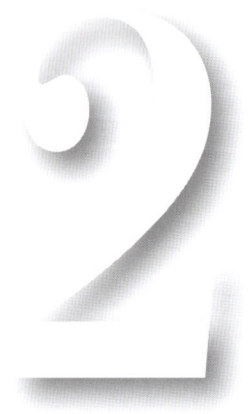

2 病気にならないために
―患者さんの体調を知ろう―

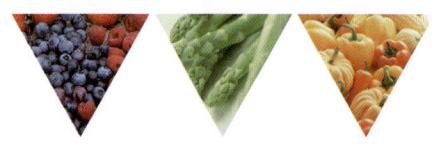

1. 補綴治療したのになぜ不健康？

　歯の治療により，咀嚼機能が回復した患者さんに対して「なんでも食べられるようになって本当によかったですね！」「今まで食べられなかった分，美味しい物をたくさん食べてくださいね」などと声をかけて患者さんは定期検診に移行していきます．

　でも数カ月後に定期検診で来院されると，「よく噛めるようになったから食べ物が美味しくて体重が増えちゃった…」「このあいだ病院で検査をしたら骨粗鬆症の薬を飲むようにいわれてしまった」「先月から血圧を下げるお薬を飲むようになりました」「また糖尿の数値が上がってしまいました」などの声を本当によく聞くようになりました．でも歯科衛生士の立場としては患者さんのそのような声を聞いても「歯の治療が終わったら今度は体の治療か…大変だな…」「お口の中は健康だけど，体は違うんだ…」「でも私の仕事は歯の健康を守ること，そういえばインプラント部はきれいに磨けているかな？」「やっぱり何か補助道具を使わないと無理かな？」などとプラークコントロールのことしか考えていなかったというのが実情でした．

　現在でも，体は医師が治すもので歯は歯科医師が治すものという考えのもと，私たち歯科衛生士は口の中の健康さえ守っていればよいのだという考え方が主流ではないでしょうか？　合わない入れ歯や重度の歯周病でほとんどの歯が動揺して噛めない患者さんを，治療をしてしっかりと噛める状態にすることが治療のゴールであり，あとはその状態を長期的に維持していくためのメインテナンスが私たち歯科衛生士の仕事だと私自身も思っていました．ですから，定期検診時には咬合紙を使用し咬み合わせのチェックをしますが，咬み合わせがよければなんでも食べられているはず，と一方的に解釈して，治療を終了した患者さんがその後，どのような食生活を送っているかなどは考えたこともありませんでした．しかし，噛める＝健康という訳ではないのです．**咀嚼機能の回復とともに咀嚼の重要性を説き，生活指導，食事指導を行うことで初めて患者さ**

んを健康に導くことができるのです．そのことにようやく気がつきました．**歯の治療終了時はゴールではなく，スタート地点なのです．**

1) 患者さんの体調を把握するために

患者さんを健康に導くためには，まず患者さんの体の状態，栄養状態，生活習慣などを把握し，健康というゴールにたどり着く道筋をデザインする必要があります．個々の患者さんが日常的にどの程度の運動量を費やし，どの程度のエネルギーを摂取しているのか，栄養バランスは適切か，生活習慣病の有無は，などの情報から，それぞれの患者さんに適した健康への道筋を示すことが重要となります．

身体活動レベル

身体活動レベル（**表1**）とは日常生活の平均的な活動量を表したものです．生活や仕事の内容によってⅠ（低い），Ⅱ（普通），Ⅲ（高い）の3段階に分類されます．

表1　身体活動レベル

Ⅰ	生活の大部分を座って過ごしており静かな活動が中心
Ⅱ	仕事は座って行うが移動や家事，軽いスポーツなどの活動をする
Ⅲ	移動や立ち仕事が多い仕事をしている，あるいは余暇などにスポーツをする習慣がある

1日に必要なエネルギー

1日に必要な摂取カロリー（**表2**）は性別，年代，身体活動レベルによって違ってきます．まずは自分の健康につながる1日の必要な摂取カロリーをしっかりと把握する必要があります．しかし，カロリーが守られてもバランスの悪い食事をしていたのでは健康とはいえません．必要摂取カロリーとともに栄養バランスについてもしっかりと理解することが健康な体を手に入れ，それを維持するために必要になってきます．1日に必要なエネルギー量が把握できたら，食事バランスガイドから主食，副菜，主菜，乳製品，果物に分けて1日に必要な摂取の目安（**表3**）を選んでいきます．

表3　1日に必要な摂取の目安は？

kcal	主食	副菜	主菜	乳製品	果物
1,600	4〜5	5〜6	3〜4	2	2
1,800	4〜5	5〜6	3〜4	2	2
2,000	5〜7	5〜6	3〜5	2	2
2,200	5〜7	5〜6	3〜5	2	2
2,400	5〜7	5〜6	3〜5	2	2
2,600	6〜8	6〜7	4〜6	2〜3	2〜3
2,800	6〜8	6〜7	4〜6	2〜3	2〜3

表2　年代別1日に必要なエネルギー量（kcal/日）

活動レベル	身体活動レベルⅠ		身体活動レベルⅡ		身体活動レベルⅢ	
年代	男	女	男	女	男	女
30〜49	2,300	1,750	2,650	2,000	3,050	2,300
50〜69	2,100	1,650	2,450	1,950	2,800	2,200
70以上	1,850	1,450	2,200	1,700	2,500	2,000

（厚生労働省）

食事バランスガイドとは？（図2）

「食事バランスガイド」は，望ましい食生活についてのメッセージを示した「食生活指針」（平成12年3月）を具体的に行動に結びつけるものとして，1日に「何を」「どれだけ」食べたらよいかの目安をわかりやすくイラストで示したものです．コマのイラストにより，1日分の食事を表現し，これらの食事のバ

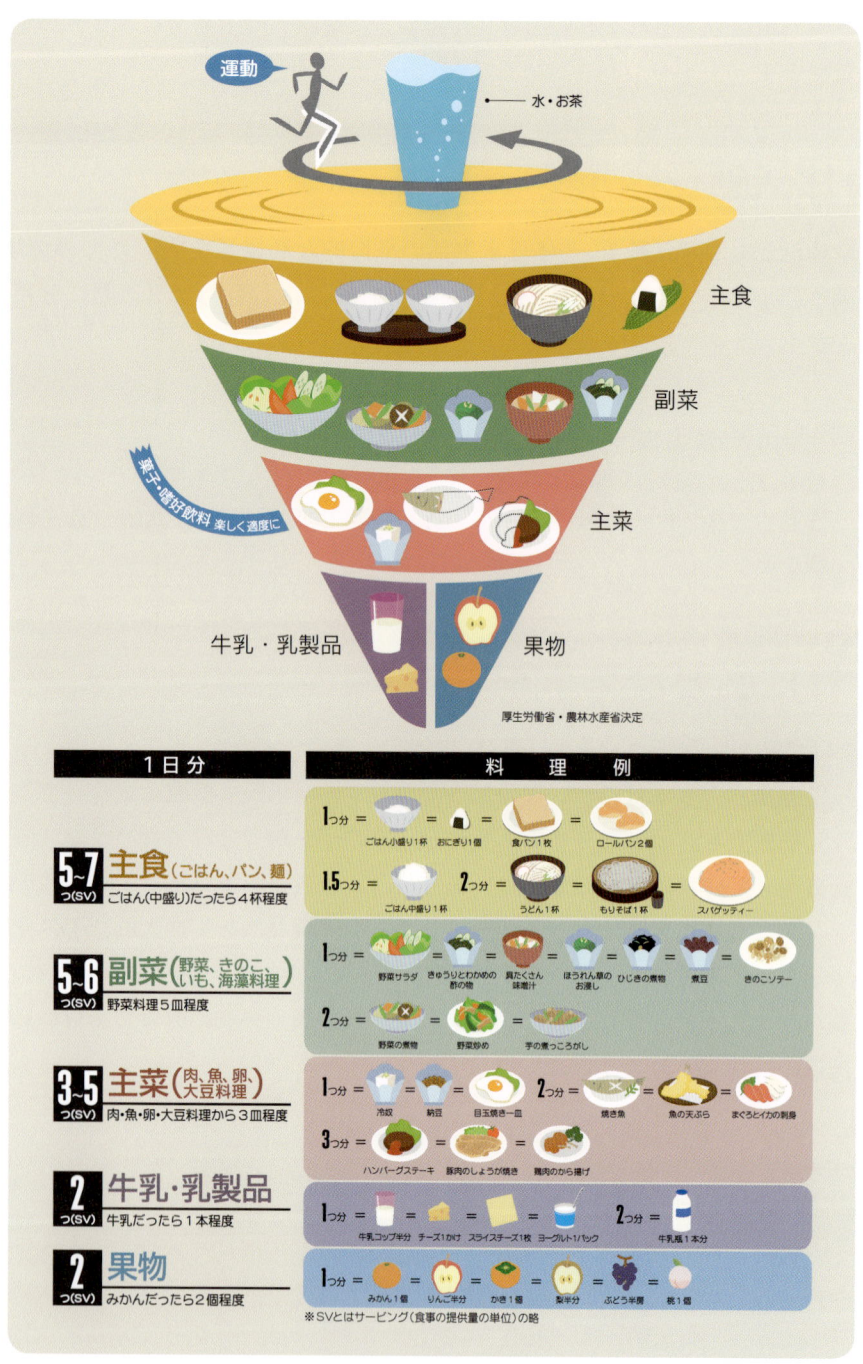

図2 食事バランスガイド（農林水産省HP：http://www.maff.go.jp/j/balance-guide より）

ランスが悪いと倒れてしまうことを表現しています．厚生労働省と農林水産省の共同により平成17年6月に策定されました．

食事バランスガイドの料理区分と数え方について

食事バランスガイドでは毎日の食事を主食/副菜/主菜/牛乳・乳製品/果物の5つに区分し，区分ごとに「つ(SV)」という単位を用いています．また，欠かすことのできない水・お茶，菓子・嗜好飲料，運動についてもイラストで表現しています．

❶主食

主に炭水化物の供給源であるご飯，パン，麺，パスタなどを主原料とする料理が含まれます．

1つ(SV)＝主材料に由来する炭水化物約40g

❷副菜

主にビタミン，ミネラル，食物繊維の供給源である野菜，いも，豆類（大豆を除く），きのこ，海藻などを主材料とする料理が含まれます．

1つ(SV)＝主材料の重量約70g

❸主菜

主にタンパク質の供給源である肉，魚，卵，大豆および大豆製品などを主材料とする料理が含まれます．

1つ(SV)＝主材料に由来するタンパク質約6g

❹牛乳・乳製品

主にカルシウムの供給源である，牛乳，ヨーグルト，チーズなどが含まれます．

1つ(SV)＝主材料に由来するカルシウム約100mg

❺果物

主にビタミンC，カリウムなどの供給源である，りんご，みかんなどの果実および，すいか，いちごなどの果実的な野菜が含まれます．

1つ(SV)＝主材料の重量約100g

❻水・お茶

水・お茶といった水分は食事のなかで欠かせないものであり，料理，飲料として食事や食間などに十分な量をとる必要があることから，象徴的なイメージのコマの軸として表現しています．

❼運動

「コマが回転する」＝「運動する」ことによってはじめて安定することを表現しています．栄養バランスのとれた食事をとること，適度な運動をすることは，健康づくりにとってとても大切なことです．適度な運動習慣を身につけましょう．

❽菓子・嗜好飲料

菓子・嗜好飲料は食生活の中で楽しみとしてとらえられ，食事全体の中で適度にとる必要があることから，イラスト上ではコマを回すためのヒモとして表現し，「楽しく適度に」というメッセージがついています．1日200kcal程度を目安にしてください．

[200 kcalの目安]
せんべい3～4枚/ショートケーキ小1個/日本酒コップ1杯（200 mL）/ビール缶1本半（500 mL）/ワインコップ1杯（260 mL）/焼酎（ストレート）コップ半分（100 mL）

油脂・調味料については，基本的に料理のなかに使用されているものであることから，イラストとして表現していません．料理を選ぶ際に，エネルギー，脂質，塩分の表示を併せて，チェックすることが大切です．

BMI（Body Mass Index）

BMIとは体格指数のことで，体重÷身長÷身長で算出される体格の指標です（表4）．疾病との関連からこれに着目し，疫学的に調査研究したTokunagaら（1991）は，それが22においてもっとも有病率が低くなるという結果を得，それぞれの身長においてBMIが22となる体重を「理想体重」とすることを提案しています．BMIの計算式は世界共通ですが，肥満の判定基準は国により異なります．WHOでは25以上を「標準以上（overweight）」，30以上を「肥満（obese）」としています．

日本肥満学会ではBMI 22を標準体重，25以上を肥満，18.5未満を低体重としています．

表4　BMI（肥満指数）

BMI＝ 体重（kg）÷身長（m）÷身長（m）	
低体重	18.5以下
普通体重	18.5～25
肥満1度	25～30
肥満2度	30～35
肥満3度	35～40
肥満4度	40以上

▶BMI 22を目指そう

内臓脂肪が多い場合

内臓脂肪とは腹筋の内側，腹腔内の内臓の隙間についた脂肪のことをいいます．内臓脂肪は内臓の位置を正しく保ったり，衝撃を和らげるクッションの役割をしています．皮下脂肪よりも生活習慣病と密接に関係しているといわれています．

内臓脂肪はホルモンの関係で，女性よりも男性のほうがつきやすくなっています．男性ホルモンは筋肉を増加させるとともに，その熱源としての内臓脂肪を増加させる作用があります．女性はどちらかというと，内臓脂肪よりも皮下脂肪のほうが多くなりますが，不規則な生活をしていたり，女性ホルモンが減っていく閉経後は蓄積しやすくなるということから注意が必要です．

お腹の肉を指でつまんでみて，お腹が出ているわりに，つかむ量が少ない人は，内臓脂肪によってお腹が出ていることになります．

つき過ぎると大変危険な内臓脂肪ですが，実はつきやすく，落としやすいという特徴があります．

「何を」「どれだけ」「どのように」食べるのか，といったバランスのよい食事

表5　できることから始めましょう！

300 kcalの運動の目安	
運動の種類	時間
散歩	110分
ウォーキング	60分
ジョギング	60分
サイクリング	60分
水泳	30分

と量，それに適度な運動を継続的に続けることが内臓脂肪の蓄積を防ぎ，健康づくりに大変有効といえます（**表5**）．

患者さんへのアプローチ

1―肥満と病気の関係（結びつき）をしっかりと理解してもらう
❶高血圧と肥満
　高血圧の原因はさまざまなものがありますが，体重増加は1つの大きな要素であることが知られています．体重増加により体液量や血流量が増加し，心臓からの心拍量を増やしてしまいます．また，肥満の人は血液中の脂質も多く，血液もドロドロの状態であり，体全体に血液を送るには，血液を勢いよく全身に送り出さなければならないため，血管の圧力が高まり高血圧になります．

❷糖尿病と肥満
　過食や不規則な生活が原因と考えられる2型糖尿病ではほとんどの場合，肥満が基礎にある場合が多く，食事や運動などの生活習慣が関係しています．インスリンは体の中で唯一血糖値を下げるホルモンで，食後に血糖値が上がらないように調節する働きをしています．そして，体の中で一番衰えやすいホルモンともいわれています．過食や食事の仕方により毎食大量にインスリンを分泌させるような食習慣をしていれば，やがてインスリンの分泌が能力を超え，分泌量が減ってきます．そして血糖値の高い状態が続くことになり，やがて糖尿病に移行します．わが国の2型糖尿病の95％以上はこのタイプだといわれています．

❸脂質異常症と肥満
　脂質異常症は血液中の中性脂肪やコレステロールなどが高い（多い）数値を示す病気です．血液中には中性脂肪，コレステロール，リン脂質，遊離脂肪酸という4種類の脂質が溶け込んでいます．この4種類のうち多すぎると問題なのが中性脂肪とコレステロールです．コレステロールには善玉（HDL）コレステロールと悪玉（LDL）コレステロールがあります．悪玉（LDL）コレステロールは体全体の組織にコレステロールを運びます．運ばれたものが多すぎると血管壁に沈着してしまいます．善玉（HDL）コレステロールは余ったコレステロールを回収して肝臓に戻す役割をしています．いわば，コレステロールの血管への沈着を防止する回収役です．この運搬役（悪玉）と回収役（善玉）のバランスが大事なのです．このバランスが悪くなると血管の壁にコレステロールがたまり，血液が詰まりやすく流れにくくなったりして動脈硬化が進んでしまいます．肥満は脂質異常症が発生する確率が高くなります．特に内臓の周りに脂肪がたまる内臓脂肪型肥満の人は見た目は太っていない方が多く，隠れ肥満とよばれ，自覚症状もないため注意が必要です．

2 ― 肥満と咀嚼の関係を理解してもらう

　先述した高血圧，糖尿病，脂質異常症といったいわゆる生活習慣病は不適切な食生活や運動不足，ストレス過剰，睡眠，飲酒，喫煙などの蓄積によって起こるといわれています（**図3**）．

　この不適切な食生活というのは，ただ単にエネルギーの過剰摂取や食塩の取り過ぎ，脂肪の過剰摂取といった栄養バランスにだけ目を向けているだけではだめなのです．その奥にある根源を正さなければいけないのです．それがつまり，**咀嚼**なのです．

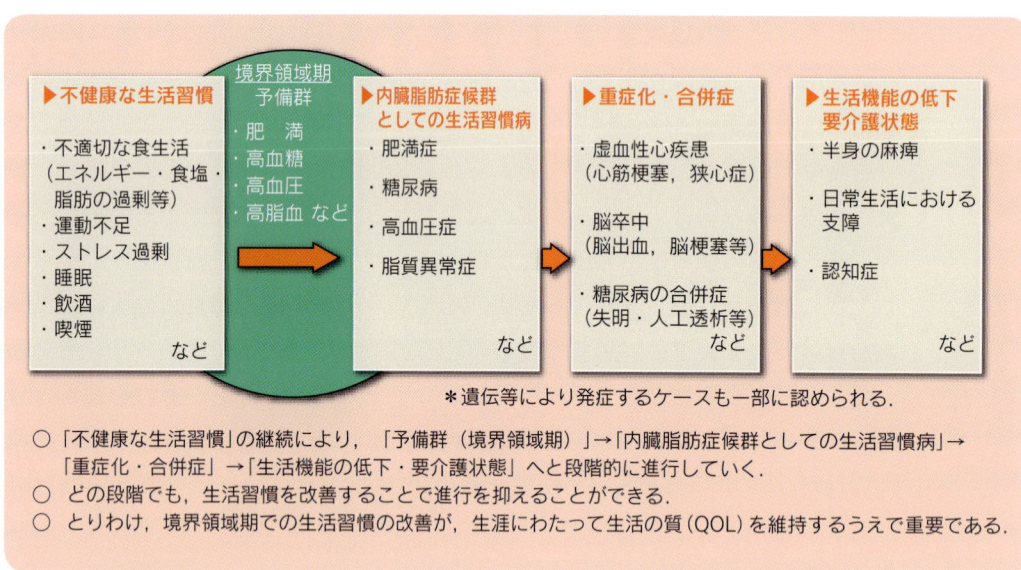

図3　生活習慣病の進行モデル
（生活習慣病対策の重要性の増大―平成19年版厚生労働白書より）

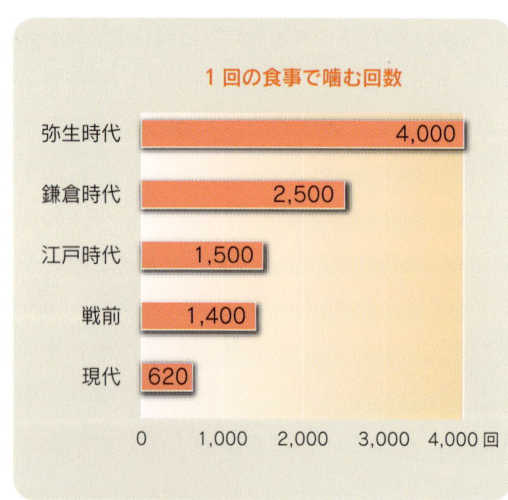

図4　噛む回数の変化
現代を1とした場合，弥生時代は，6.5倍
（斉藤　滋，柳沢幸江：料理別咀嚼回数ガイド．風人社，1991より）

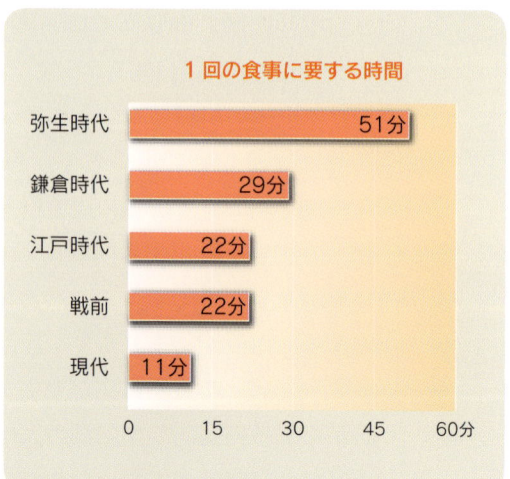

図5　食事時間
現代を1とした場合，弥生時代は，5倍
（斉藤　滋，柳沢幸江：料理別咀嚼回数ガイド．風人社，1991より）

歯があってもよく噛んでいない，早食い，丸飲み，暴飲暴食…といった食生活によってエネルギーの過剰摂取や塩分や脂肪の過剰摂取等のアンバランスが起こるのです．ですから患者さんには咀嚼機能の回復と同時に咀嚼の重要性をしっかりと説明し，生活習慣改善のための生活指導や何をどう食べるのかといった栄養指導までを行っていくことが大切です．

現代の人は忙しい毎日を送るなかで，食事時間を短縮させるために，噛む時間が少なくて済むファストフードやスパゲッティ，ハンバーグなどの軟らかい食事で済ませることが多いと思います．1回の食事で噛む回数は戦前と比べると半分以下の620回，弥生時代と比べると6分の1以下の咀嚼回数です．食事時間は弥生時代の5分の1の11分となっています（**図4～6**）．

噛むという行為は，脳の中にある満腹中枢を刺激します．満腹中枢が刺激されることで，人間は食事での満足感が得られるようになります．しかし，噛む回数が少なければ，いくら食べても満腹中枢への刺激が足りず，満足感が得られません．したがって必要以上に食べる量が増えてしまい，肥満につながってしまうのです．

硬い

（弥生時代）
ハマグリの潮汁，アユの塩焼き，長芋の煮物，カワハギの干物，ノビル，クルミ，クリ，もち玄米のおこわ
1回の食事での咀嚼回数　4,000回　51分

源　頼朝（鎌倉時代）
いわしの丸干し，梅干し，里芋とワカメの味噌汁，玄米のおこわ
1回の食事での咀嚼回数　2,500回　29分

徳川家康（江戸初期）
ハマグリの塩蒸し，里芋とごぼうなどの煮物，タイの焼き物，カブラの味噌汁，納豆，麦飯
1回の食事での咀嚼回数　1,500回　22分

戦　前（昭和10年頃の庶民）
大豆の味噌いため，たくあん，野菜の味噌汁，ニンジンと大根などの煮物，麦飯
1回の食事での咀嚼回数　1,400回　22分

（現代）
ハンバーグ，スパゲッティ，ラーメン
1回の食事での咀嚼回数　620回　11分

軟らかい

図6　料理別咀嚼回数
（斉藤　滋，柳沢幸江：料理別咀嚼回数ガイド．風人社，1991より）

表6は「よく噛んで食べるための工夫」です．

表6　よく噛んで食べるための工夫

①主食を見直す
パンやパスタのような粉でできた主食よりも噛みごたえのあるご飯がよい．
玄米，十六穀米，発芽米など．

②食材を工夫する
きのこ類，海藻類，根菜類など食物繊維を豊富に含むものや，切り干し大根，高野豆腐，干し椎茸などの乾物や干物，イカ，タコ，貝類，こんにゃくなど，歯ごたえ，噛みごたえのあるものを取り入れる．

③野菜は大きめに切って，少し歯ごたえが残るくらいに火を通す
また，豆や芋なども同様に火を通すと，ホクホクと美味しく食べられます．

④薄味を心がける
薄味にしてよく噛むことで，素材本来の味を楽しめ，塩分や糖分も控えられる．

⑤一口の量を少なめに
一気に流し込むのではなく，一口の量を少なくして味わって食べる．口に運ぶ回数が増えると，自然と噛む回数も増えてきます．

⑥「プラス10回」で30回を目指す
現代人の噛む回数の平均は一口10～20回，飲み込もうと思ってから「プラス10回」噛むようにする．

3 体の仕組みと構造を知ろう

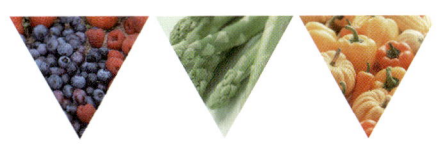

1. 健康で幸せに年齢を重ねるために

1) 経年的な健康維持を目指した指導

歯科は，患者さんに健康と豊かな表情を与え，積極的な人生を歩んでもらえる医療分野です．換言すると，**歯科医療だからこそ患者さんの食生活や生活習慣に大きなかかわりをもつことが可能であり，健康維持を前提としたQOLの向上を提供できるのだと思います．**

くり返しますが，合わない入れ歯や全顎的な歯周疾患などで噛めない状態を治療して，しっかりと噛める状態にすることが治療のゴールであり，そのあとは口腔内の状態を長期的に維持していくためのメインテナンスが歯科医療の役割と考えている歯科医療従事者も実際には多いと思われます．治療を終了した患者さんがその後どのような食生活を送っているのかなどは考えたこともないというのが現実ではないでしょうか．

厚生労働省大臣官房統計情報部が2004年度に実施した「国民医療費」を基に，日本透析医学会が調査した生活習慣病が占める割合は，国民医療費全体の32.1兆円に対してほぼ1/3の10.4兆円に達しています（**図7**）．厚生労働省の「国民医療費の概要」から診療種類別国民医療費をみてみますと，薬局調剤医療費は15年間で6.6倍に膨れあがっているのに対し，歯科診療医療費はほとんど変化がありません（**表7**）．また，年齢階級別国民医療費（平成21年度）をみても同じことがいえます（**表8**）．国民の多くは病気や病気の予防のために薬を飲むようになってきていますが，歯科医院を訪れる人は増えていないということです．本当に歯科は健康と無関係なのでしょうか．

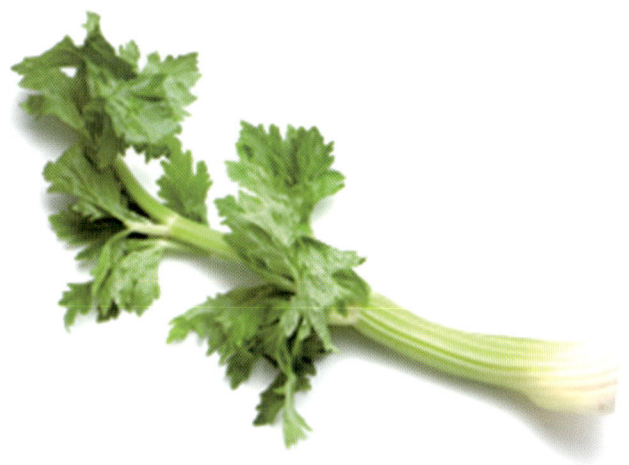

国民医療費	
生活習慣病 10.4兆円（約1/3）	その他 21.7兆円

図7　生活習慣病の医療費
（厚生労働省大臣官房統計情報部が実施「国民医療費」（2004年度）を基に，日本透析医学会の調査「わが国の慢性透析療法の現況」より改変）

表7　診療種類別国民医療費（単位：億円）

	一般診療医療費（入院）	一般診療医療費（入院外）	歯科診療医療費	薬局調剤医療費
平成4年度	96,465	106,701	22,966	7,129
平成18年度	122,543	127,925	25,039	47,061

（厚生労働省「国民医療費の概要」より改変）

表8　年齢階級別国民医療費（平成21年度）

	国民医療費 （360,067億円）	一般診療医療費 （267,426億円）	薬局調剤医療費 （58,228億円）	一般歯科診療医療費 （25,587億円）
65歳未満	45% （162,031億円）	43% （114,993億円）	45% （26,203億円）	66% （16,887億円）
65歳以上	55% （198,036億円）	57% （152,433億円）	55% （32,025億円）	34% （8,700億円）

※日本の人口……12,805万人（2011年4月1日）
65歳以上人口…2,965万人，65歳未満人口…9,840万人

2）超高齢社会での歯科治療

　日本における人口ピラミッドの推移をみてみますと（**図8**），1960年の人口ピラミッドにみられる団塊の世代が，2010年には65歳前後を占め，ピラミッド形状は完全に崩れています．17年後の2030年の予想では40歳以上の人口が圧倒的に多くなっています．自らを含め現時点から生活習慣病に対する意識を高めていくことが求められているのです．2055年の予想では，日本は65歳以上が3人に1人という超超高齢社会になります．労働人口を考えると，まさに介護する人よりも介護される人のほうが多くなるという時代の到来です．医療費を含め社会保障費が増加の一途をたどると，日本は一体どうなってしまうのでしょうか？　国民一人ひとりが今後の日本の将来や自分の健康について真剣に考えなくてはいけない段階に来ているのです．私はこれから産まれてくる子供たちや，今はまだ小さな子供たちに過度な負担を託したくありません．
　私たちは医療人です．患者さんを健康に導くために努力することが仕事です．

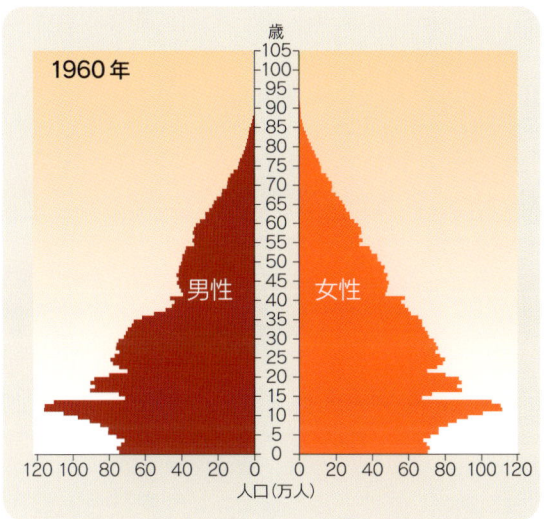
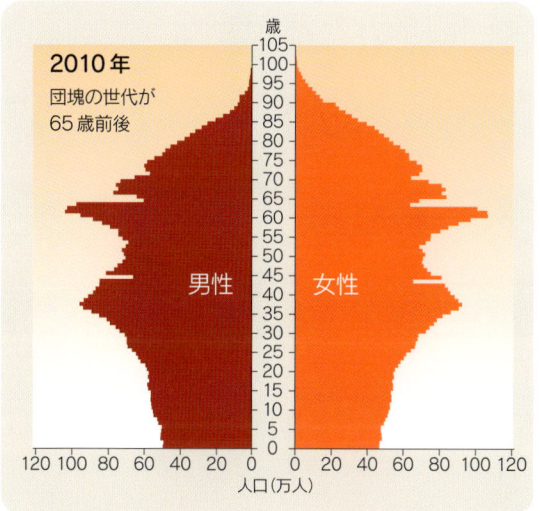
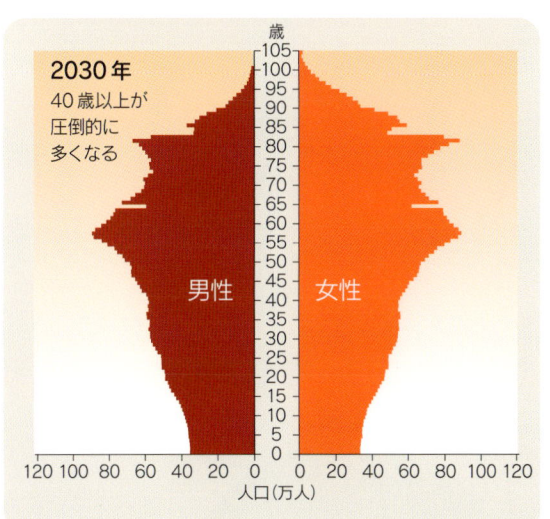
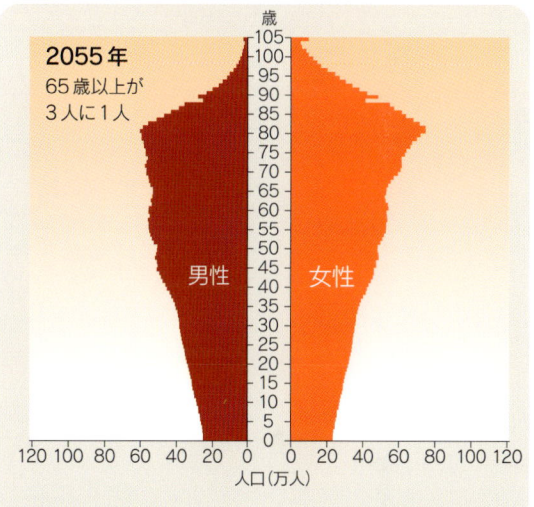

図8 日本における人口ピラミッドの推移（国立社会保障・人口問題研究所より）
2055年に日本は65歳以上が3人に1人というまさに超超高齢社会になると予想される．

しっかりと噛める環境を与えることができたら，次には咀嚼の意味・噛むことの重要性を説き，食事指導，生活指導までをしっかりとフォローしなければ患者さんを健康に導くことはできないのです．人の体は毎日の食事によって成り立っています．「噛めない」「食べられない」「入れ歯が合わない」などの理由で偏った食事をしていれば，必ず体に不調をきたします．また，歯があっても噛まない，早食い，丸のみ，暴飲暴食，塩分・脂分の摂り過ぎなど，不健康な食習慣の根底にも（実は）咀嚼機能の低下がかかわっている可能性についてはまだクローズアップされていないのが現状です．つまり，歯科治療における治療終了時，つまり咀嚼機能の回復というステップは決して治療のゴールではなく，健康を得るためのスタート地点なのです．

　この健康へのスタート時点で患者さんに伝えなければならないことは，「**咀嚼の重要性**」に加え，「**生活習慣の改善**」「**健康寿命**」**について指導・支援していくことが大切になります．私たち歯科医療従事者は，これらのことを日々の臨床において常々患者さんへ伝えていくことを心がける必要があると感じています．**

3) 咀嚼の重要性

　私たちは，よく噛んで食べると体によい8つの効果を「ひ」「み」「こ」「の」「は」「が」「い」「ぜ」（卑弥呼の歯がいーぜ）のアイウエオ作文にまとめて患者さんに理解していただくようにしています（**図9**）．邪馬台国の卑弥呼がいた時代には，調理技術も未発達で食べるものも硬いものしかなかったため，人々は自ずとよく噛んで食べていました．その結果，顎はしっかりと成長し，現在のような生活習慣病も存在しなかったと考えられています．よく噛んで口の周りの筋肉をしっかりと使って食べるということは，言葉の発音が明瞭になり，表情も豊かになります．脳の発達においては，よく噛むことで脳への血流が促されることもわかってきています．また，よく噛むことで唾液の分泌が活発になり，唾液中のペルオキシダーゼという酵素が食物内の発がん性物質に働きかけ，発がん作用を弱めるといわれています．

　患者さんは飲み込んだ食べ物が体のどこを通ってどこで吸収されていくのかということを案外知らないものです．まず，食事をはじめると各消化器官から消化液が分泌されます．口からは唾液，胆のうからは胆汁，胃からは胃液，膵臓からは膵液，小腸からは腸液という消化液が分泌され，それらの消化液に含まれる消化酵素によって食物ははじめて体に吸収されやすい形にまで分解

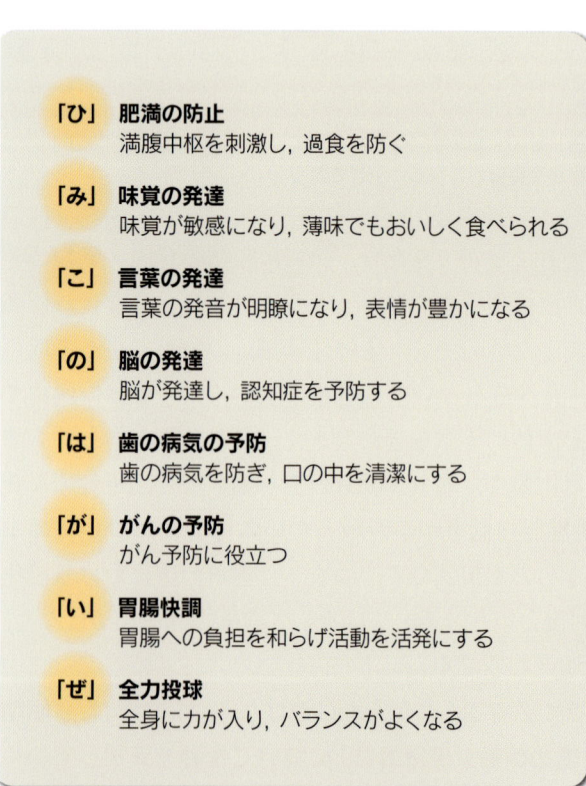
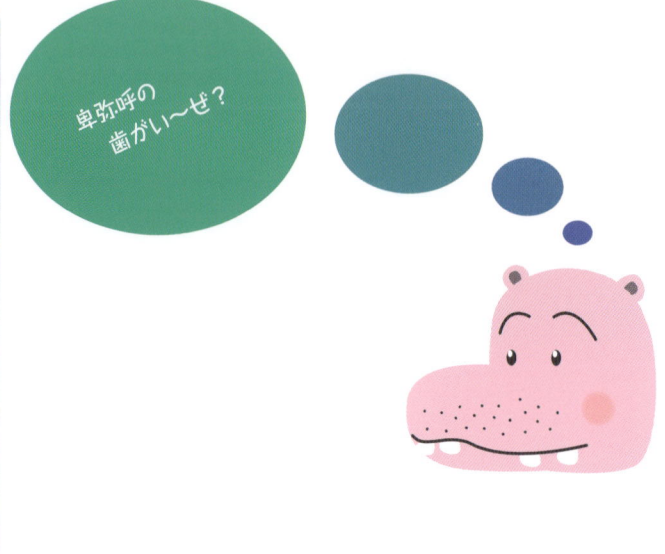

図9　よく噛んで食べると体によい8つの効果
（日本咀嚼学会，1990より）

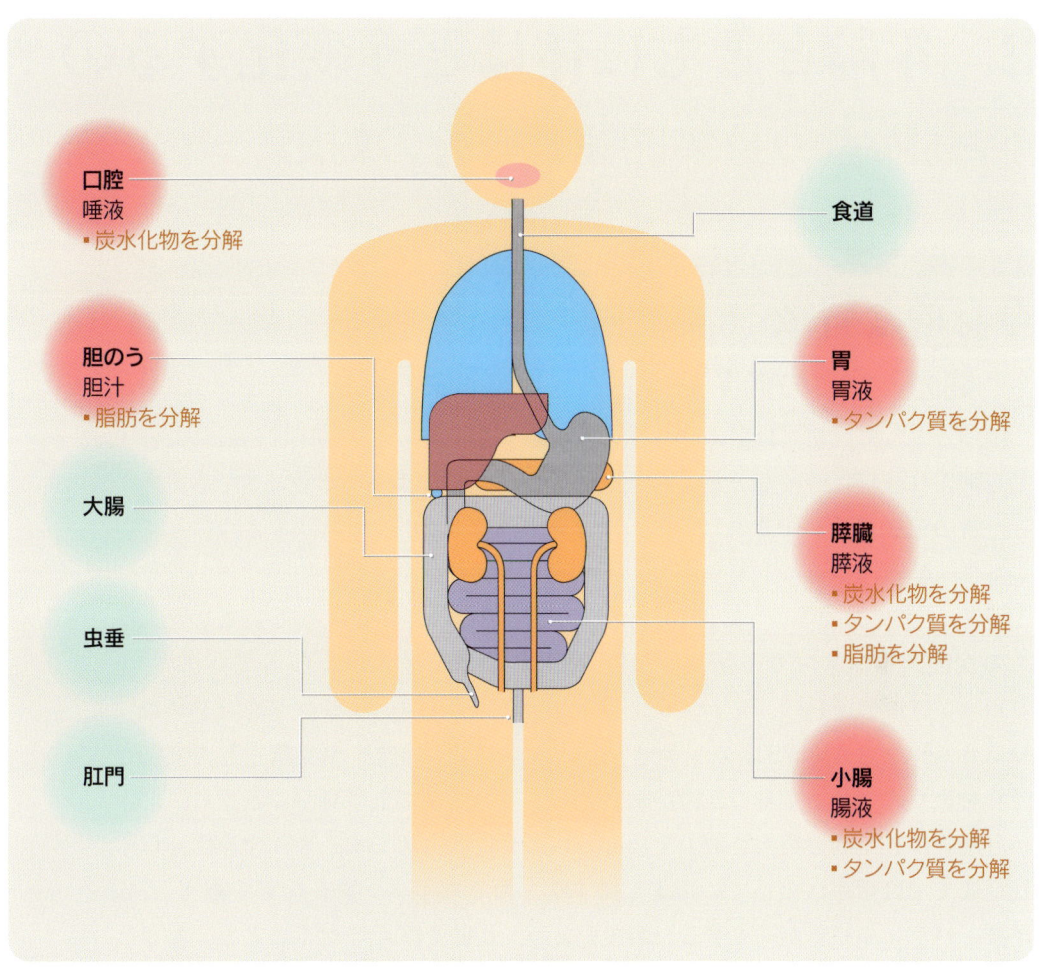

図10　各消化器官から分泌される消化液と分解される食物

され，血液中に取り込まれていきます．唾液が炭水化物を分解するというように，これらの各消化液には役割分担があり，それぞれの臓器がしっかりと機能してはじめて食物が体に吸収されていくわけです（**図10**）．そのような意味で，**口は臓器の一つであると患者さんにも理解していただく必要があります**．

2. 年齢とともに体はどう変化するの？

1）高齢者の身体的特徴とその対応

全身的な特徴

1――筋力・体力の低下

　年齢とともに，筋肉は衰えていく印象がありますが，実は筋肉は何歳になっても鍛えれば身につけることができるのです．歩くのはいつでもどこでもできる一番の運動です．できれば1回のウォーキングは20分間続けるようにしましょう．基礎代謝量も上がり，エネルギーの消費も高くなります．

　現在，「ギネスブック」に世界一長生きした人として掲載されているフランスの女性ジャンヌ・カルマンさんは1997年に122歳で亡くなっています．カルマンさんの運動は，フェンシングと自転車です．フェンシングをはじめたのはカルマンさんが85歳のときです．フェンシングは腰を深く落とした姿勢で剣を扱うので，下半身の筋肉が鍛えられます．さらに上半身がぶれずに，しかも速い動きで剣を突くため，上半身のバランスも大切です．カルマンさんは100歳まで自転車に乗っていたようですが，おそらくフェンシングで鍛えた，足腰とバランス感覚が功を奏したのでしょう．足腰を鍛えておくことと，バランス感覚がいいことは高齢者にとって非常に重要です．自分にはできないと思うより，やってみる，新しいことにチャレンジし続ける，こういう精神は脳を活性化し，いきいきとさせます[1]．

2――基礎代謝量の減少

　基礎代謝量（**表9**）とは，人が1日中安静にしていても消費されるエネルギー量のことです．

　エネルギーの消費は骨格筋，肝臓，脳で半分以上を占めます．人が1日に消費するエネルギー量（100％）は，生命を維持するための「基礎代謝」（60〜

表9　基礎代謝量

年　齢	基準体重(kg) 男性	基準体重(kg) 女性	基礎代謝量(kcal/日) 男性	基礎代謝量(kcal/日) 女性
18〜29	63.0	50.6	1,510	1,120
30〜49	68.5	53.0	1,530	1,150
50〜69	65.0	53.6	1,400	1,110
70以上	59.7	49.0	1,280	1,010

〔厚生労働省：日本人の食事摂取基準（2010年版）〕

表10　1日の栄養所要量比較

	20歳	70歳
エネルギー	2,650 kcal	2,200 kcal
たんぱく質	60 g	60 g
脂肪	20〜30％未満	20〜25％未満
ビタミンD	5.5 μg	5.5 μg
ビタミンA	850 μgRE	800 μgRE
ビタミンB_1	1.4 mg	1.2 mg
カルシウム	800 mg	700 mg
亜鉛	12 mg	11 mg
鉄	7 mg	7 mg

70％），運動で消費する「運動誘発性体熱産生」(20〜30％)，食事のときに使われる「食事誘発性体熱産生」(10％)の3つに分けられます．

　同じ体重でも筋肉が多ければ基礎代謝量も高くなるので，タンパク質をしっかり摂り，運動をして筋肉をつけると基礎代謝量を上げることができます．

　基礎代謝が上がるということは，体を動かす機能（心臓やその他の臓器など）そのものの働きがよくなり，病気への抵抗力も高くなるのです．

　高齢になると基礎代謝量が減り，1日に必要なエネルギー量も減りますが，だからといって歳をとったら栄養を摂らなくてもよいという訳ではありません．タンパク質やビタミン，ミネラルなどの必要量は高齢になっても20歳の人と変わらない量が必要なのです（**表10**）．

　1回の食事量は減っても体に必要な栄養の量は変わらない．つまり，質のよい食事が必要なのです．

　だから，**高齢の方にとって歯がない，入れ歯が合わない，噛めない…などの理由で食べられる物が限られてしまうことは非常に問題なのです．**

食事面での特徴と変化

1―視力（色）・聴力（音）・嗅覚（匂い）の低下

　人が食事を美味しくいただくためには，料理そのものの味覚を対象にした問題以外に，美味しさを誘う視覚的な食卓の演出，心地よい雰囲気をかもし出すバックグラウンド音楽などの音による演出，触覚より得るもの，さらに食べ物の香りにも嗅覚の喜び，そこから生まれる会話などの心理的喜びがあって，はじめて人は満足できるのです．ところが，高齢になるとさまざまな機能が低下していきます．視覚（食材の色や食器の色，周りの景色），聴覚（咀嚼音による食材の楽しみ），嗅覚（食べ物の匂い），など美味しく食事をするうえで大切な感覚が低下してしまうことも，食欲の低下につながっていると考えられます．

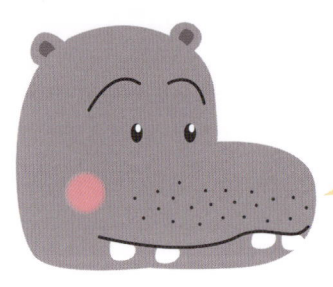

図11　舌各部の味覚感受性の違い
高齢者になると塩味と甘味が鈍くなります．

2―味覚（味）の低下

　味に関しては，1番目に塩辛い味，2番目に甘い味の味覚が低下するといわれています（**図11**）．みなさんのおじいちゃんやおばあちゃんはアマジョッパイ味が好きではないですか？　和菓子などの甘いお菓子も高齢の方が好んで食べるイメージがありますが，イメージではなく本当なのです．本当に甘みを感じにくくなっているのです．味を感じる味蕾の数も12歳の子供が約40,000個，大人になるとその数は次第に減り，約8,000〜10,000個になるそうです．高齢になるとさらに減少して80歳で約4,000個くらいになるといわれています．

　ですから高齢の方に薄味の料理を食べさせれば当然，味がなく，美味しくない…とますます食欲も低下してしまうことが考えられます．**できるだけ噛む回数を増やして食材本来の味を感じるように指導していくことも重要です．**

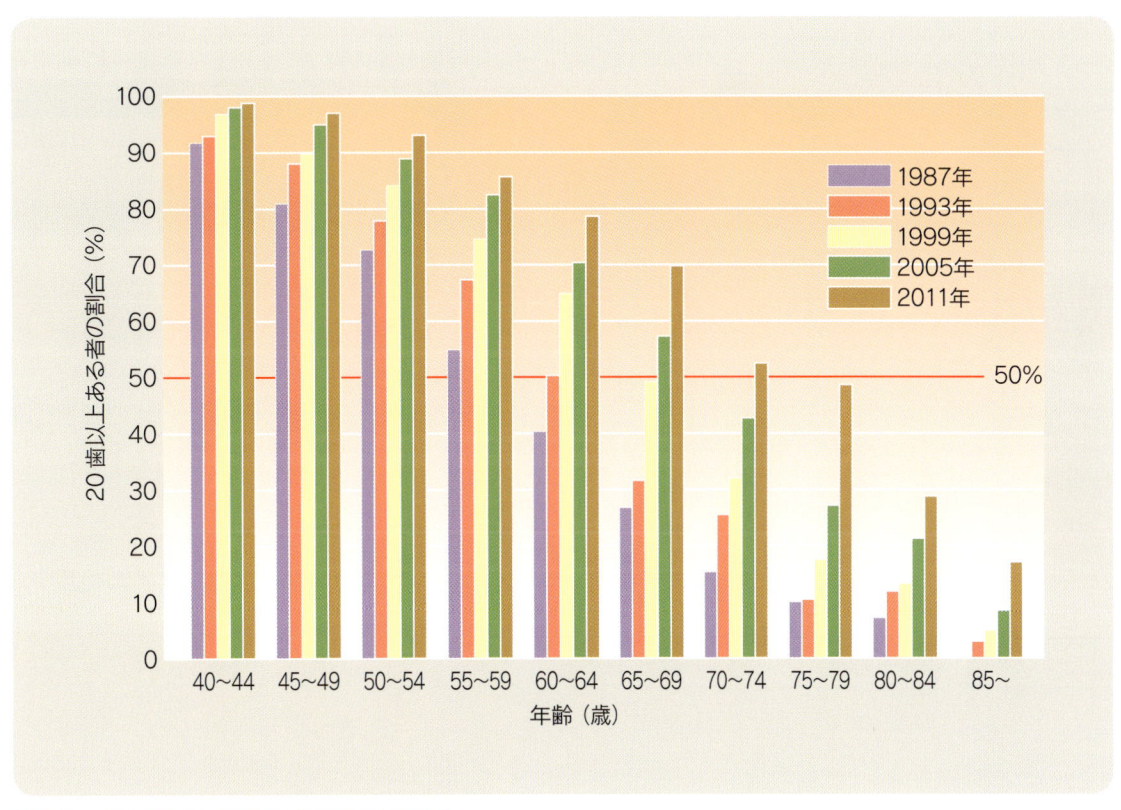

図12　20歯以上の歯を有する者の割合
高齢になると歯の本数が減り，噛む力が低下します．（厚生労働省：平成23年歯科疾患実態調査結果）

3─噛む力の低下

　高齢になると歯の本数も減ってきます．グラフでみてもわかるように，20歯以上の歯を有する高齢者の割合も2011年までは70歳以上の方は50％以下です（**図12**）．咀嚼機能の低下が噛む力の低下につながります．その結果，栄養の偏りや低栄養を招き，脳や体の機能の低下，体力の低下などにつながっていってしまうのです．

4─消化液（唾液）の分泌低下，消化吸収能力の低下

　唾液は1日に1〜1.5L分泌されています．唾液は私たちが生きていくためになくてはならないものです．唾液の働きは食事中に多く発揮されます．
　まず食事をはじめると唾液中の消化酵素プチアリンがでんぷんを分解します．ムチンにより食物を湿潤させ軟化し，噛み砕きやすくして滑らかにし，嚥下しやすくします．そして化学的作用として食物の味質を溶解して味わいやすくして，最後に耳下腺から分泌される唾液中に微量に含まれる亜鉛によって味覚が得られるのです．そのほかにも抗菌作用・粘膜保護作用・歯の再石灰化作用・pH緩衝作用・自浄作用などの働きがあります．

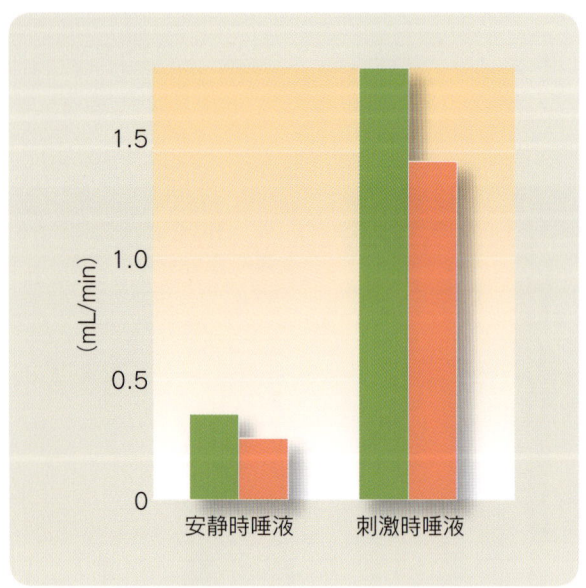

図13 噛むと唾液は5～6倍多く分泌される!
〔「唾液の科学」一世出版（改変）Heintzeら（Swed. Dent.J 7, 227.（1983））〕による4つの異なる年齢集団の男女のパラフィン刺激全唾液の分泌率（mL/min）の中央値

表11 薬の副作用による影響
唾液分泌の減少をもたらす薬剤＝約400種類

1. 特に副作用の強い薬剤
三環系抗うつ薬：トフラニール・アナフラニール
抗精神病薬：ウインタミン・コントミン
2. その他の薬剤
降圧利尿薬・抗ヒスタミン薬・抗コリン作動薬
（抗パーキンソン薬）：アーテン・アキネトン
抗うつ薬　　　　高血圧治療薬　　　鎮痛剤
抗不安薬　　　　気管支拡張薬　　　向精神薬
抗けいれん薬

　唾液は咀嚼の回数が減少すると分泌量が減少します．ですからよく噛んで食事をすることは本当に大切なことなのです（**図13**）．個人差はありますが，一般的には70歳までは変化がなく，70歳を超えると漿液成分が減少して粘稠な唾液になります．70歳以上では男性の16％，女性の25％に唾液量の減少が認められます．80歳以上では，唾液分泌量が半分以下に減少するともいわれています．

　唾液腺は自律神経に支配されています．リラックスした状態で食事をすると，副交感神経が働いてサラサラした唾液がたくさん出ます．そのためスムーズに食事を摂ることができます．ところが反対にイライラしたりドキドキしたりすると交感神経が働き，ネバネバした唾液も分泌されます．そのため，緊張すると食事がのどを通らなくなるのです．ですからよく噛むこと，しゃべること，楽しい食事は栄養の吸収もよいのです．

　唾液の分泌を減らし，ドライマウスを引き起こす原因には薬の副作用もあります（**表11**）．多くの薬の副作用に口渇があります．**ドライマウスを引き起こす代表的な薬には，高血圧の薬やアレルギー症状を和らげる抗ヒスタミン薬，鎮痛剤，抗うつ薬などがあげられますので，患者さんが服用されている薬をチェックすることも大切です．**

　また口渇の副作用のある薬を服用していても唾液の分泌がよい方もいますし，服用していなくてもドライマウス気味な方などさまざまです．唾液の分泌を促すために，よく噛んで食事をすることはもちろんのことながら，唾液腺のマッサージ（**図14**）や口の周りの筋肉を動かす体操（**図15**）なども指導します．

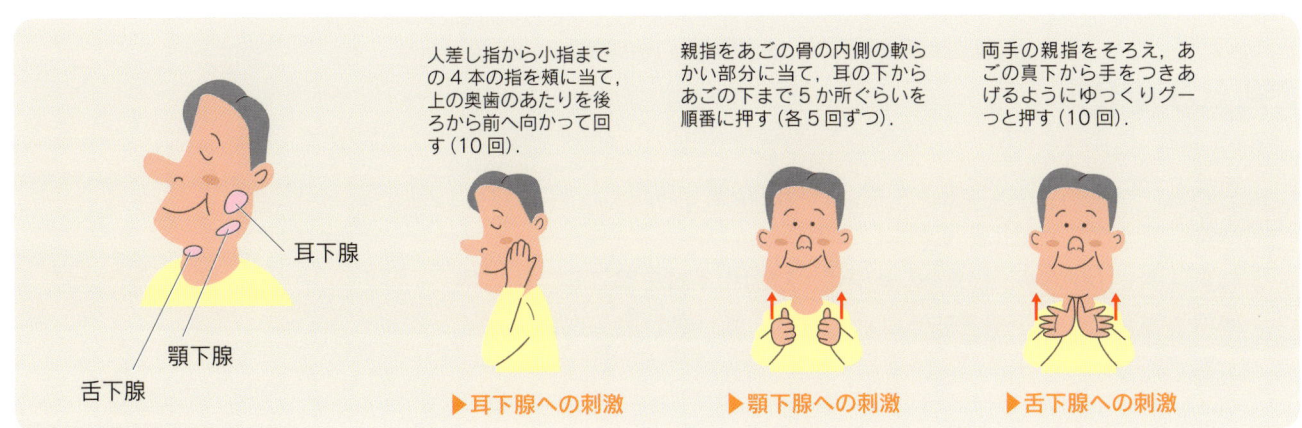

図14 唾液腺マッサージ
加齢により分泌能力が低下したり，内服薬などの影響で口が渇きやすくなります．
マッサージをして，唾液の分泌をうながしましょう．（http://www.hahoo.jp/〜hssc/kinoukaifuku/index.html）

▶次の4つの動作を順にくり返します．声は出しても出さなくてもかまいません．

①「あー」と口を大きく開く
②「いー」と口を大きく横に広げる
③「うー」と口を強く前に突き出す
④「べー」と舌を突き出して下に伸ばす

① あー　② いー　③ うー　④ べー

①〜④を1セットとし，1日30セットを目安に毎日続ける．
この体操は，真剣に行うとかなり疲れます．慣れるまでは，2〜3度に分けたほうが続けやすいでしょう．
入浴時にやるのがおすすめです．
また，「あいうべ体操」は，しゃべるときより口をしっかり，大きく動かす必要がありますが，無理は禁物です．

特に顎関節症の人やあごを開けると痛む場合は，回数を減らすか，「いー」「うー」のみをくり返してください．
この「いー」「うー」体操は，関節に負担がかからないため，何回行ってもけっこうです．
「べー」がうまくできない人は，大きめのあめ玉をなめて，舌を運動させましょう．
舌運動と甘味の刺激で，脳も活性化します．

図15 「あいうべ体操」のやり方
口の周りの筋肉を動かす体操には「あいうべ体操」（考案者：福岡市「みらいクリニック」院長今井一彰医師）を指導しています．「あいうべ体操」は，顎・口・舌を大きく動かし，口の周りの筋肉を鍛えることで口呼吸を鼻呼吸にし，さらにポンプ作用によって唾液の分泌が促され，顔面の血流がよくなる体操です．

表12 唾液の分泌

唾液腺	腺種	安静時	刺激時
耳下腺	純漿液腺	約23%	約50%
顎下腺	混合腺（主に漿液性）	約65%	
舌下腺	混合腺（主に粘液性）	約4%	

（上野川修一，五島朋幸，小山珠美著「誤嚥性肺炎予防のための口腔ケアと腸管免疫の重要性」，オーラルケアより）

　唾液は唾液腺という組織でつくられています．唾液の分泌腺には，耳下腺・顎下腺・舌下腺という3つの大唾液腺と多数の小唾液腺があります．この唾液腺には唾液を溜めるタンクがあり，そこをマッサージし，刺激することで，唾液腺から唾液が分泌されるのです．
　このような刺激時は耳下腺から分泌される唾液が全体量の50％と，一番多いのです（**表12**）．

嗜好の変化

> ①塩味と甘味を感じにくくなるため，味付けが濃くなる．
> ②糖質は軟らかく，消化吸収がよいため好む．
> ③脂質は消化液（膵液・胆汁）の減少により消化不良を起こし，胃に停滞感を覚えたり，下痢をすることもあり，脂っこいものを好まなくなる．

　個人差はありますが，高齢になると嗜好の変化や消化液の減少により，糖質（穀物）や野菜中心のあっさりとした粗食になりやすくなります．これが低栄養の始まりなのです．

　肉を脂の少ない部位に変えたり，調理方法や味付けを変えて毎日の食事に動物性のタンパク質を取り入れていくこと，つまり，食事の適度な欧米化が低栄養の予防や健康長寿につながることを指導していくことが大切です．

　高齢になるにつれ，嗜好の変化や消化器官である膵臓，胆のうからの消化液（膵液，胆汁）の分泌も減少し，自然と肉などの油を使った料理を好まなくなります．その結果，野菜中心のあっさりとした食事になっていきます．健康長寿には野菜中心のあっさりとした粗食がよい，という意見もよく耳にしますが，私は，むしろ高齢の方にこそ低栄養の予防につながる肉料理を食べていただきたいのです．

肉料理（動物性タンパク質）を摂っていただくための提案

①できるだけ脂肪分の少ない肉を食べる

　もも肉やヒレ肉は脂分が少ない．霜降り肉は軟らかいが脂分が非常に多い．ベーコンやハム，ソーセージなどの加工食品も意外と脂分が多いので，調理前にボイルして脂分を落としてから料理するとよいでしょう．

　鶏肉のもも肉やむね肉は皮を取ってから調理する．

②調理方法を変える

　ステーキや焼き肉は網焼きにして余分な脂分を落とす（肉はなるべく薄切りにして焼く）．

　炒め物はテフロン加工されたフライパンを使用すると少量の油ですみます．

　電子レンジを使って肉を温める場合は少量の日本酒をかけてラップをして加熱すると余分な脂分が落とせます．

　揚げ物は衣によって油の吸収量が変わってきます．①フライ，②天ぷら，③唐揚げ，④素揚げの順で油の吸収率が下がります．フライは一番衣が厚いので油の吸収量が多い．また，新しい油を使うと油切れがよくなります．

　煮込み料理はこまめにしっかりとアクを取りましょう．

　蒸し料理も脂分が落ちやすく，油も使わずにすむのでヘルシーです．アルミホイルに包む蒸し焼きは，簡単で素材の旨味も凝縮され美味しいです．

③あっさりとした調味料で食べる

　レモン汁であっさりと食べる，大根おろしと一緒に食べる，梅肉を挟んだ料理や調理．ごま油，すりおろしにんにく，塩などで下味をつけておき，網焼きにする，お酢を使う（煮物，焼き物）など．

近年，PEMという言葉がよく使用されるようになってきました．PEMというのはProtein Energy Malnutritionの略で，日本語にするとタンパク質とエネルギー（脂肪）の失調状態（＝低栄養）のことをいいます．

タンパク質と脂肪の両方を摂れるのが肉なのです．また，食肉に含まれているタンパク質は調理による損失がほとんどなく，体内で吸収されやすいという特徴も備えています．1回の食事でたくさんの量が食べられない高齢の方が，少ない量でタンパク質と脂質を効率よく摂取するには食肉が一番よいのです．

食肉の効能をさぐる[8]

日本の平均寿命が50歳を超えたのは食肉の国産化が進んだ1947年頃といわれています．そのあたりから平均寿命が延びはじめ，体格もよくなってきました．そして食生活も豊かになり，今では世界でも有数の長寿国になっています．

日本人の平均寿命が延びた最大の要因は，食生活と栄養の改善によって国民の健康水準が向上したことだといわれています．病原体に対する抵抗力が強くなり，感染症や脳卒中も減少しました（**図16，17**）．こうした傾向をもたらした食生活で注目されるのが，食肉や牛乳・乳製品に代表される動物性食品の増加です．

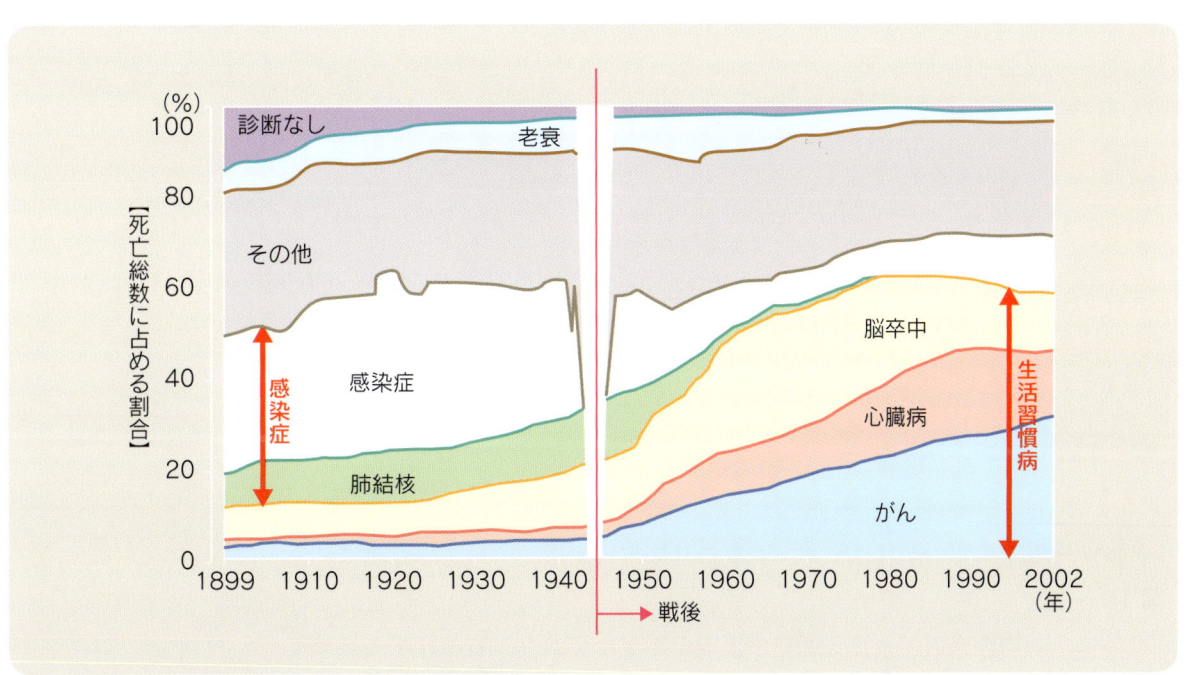

図16　疾病構造の変化
穀物（糖質）中心の粗食（1899～1940年）は感染症を招く．
（資料：厚生労働省大臣官房統計情報部）

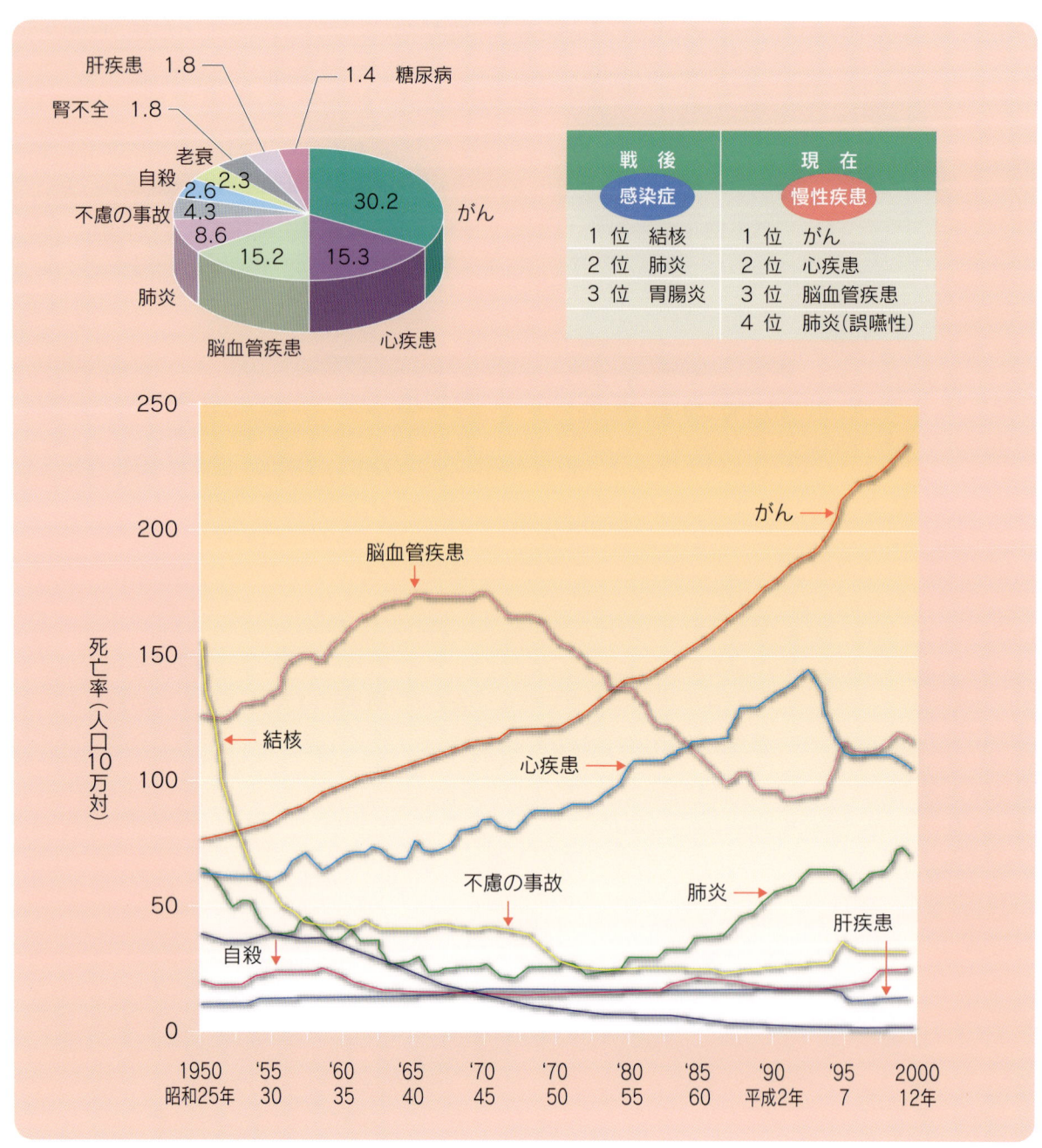

図17　疾病構造の変化
下：主要死因別にみた死亡率（人口10万対）の年次推移（資料：厚生労働省「人口動態統計」）

　戦後から現在までの動物性タンパク質の摂取内容で増えているのは食肉です（図18～20）．

　戦前は，動物性タンパク質と脂肪の摂取が不足しており，食塩は摂り過ぎていました．油脂類はほぼゼロ，塩蔵の魚を週に5回食べていたそうですが，動物性食品は1日に換算すると15gにすぎません．こうした穀物（糖質）中心の粗食が，感染症の多発を招いていたといわれています[8]．現在では，このような食生活では感染症ではなく低栄養を招いてしまいそうです．

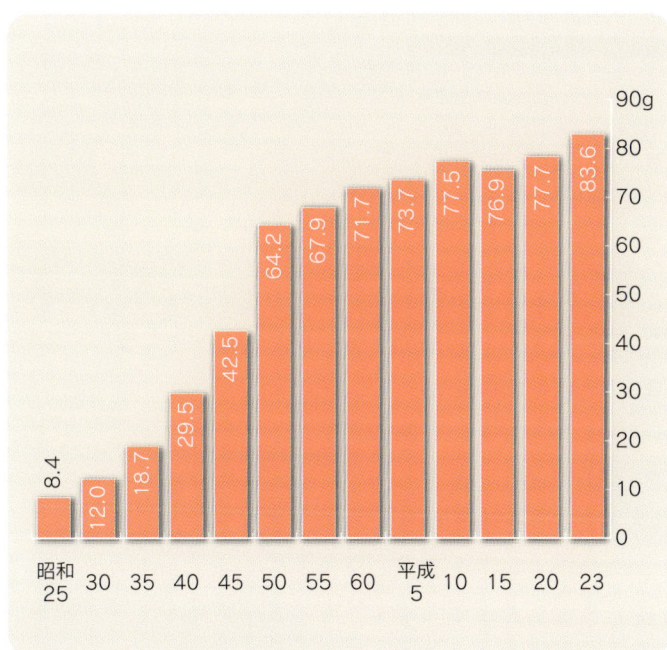

図18　食品摂取量（肉類）の年次推移（1人1日当たり）
（資料：厚生労働省「国民健康・栄養調査」）

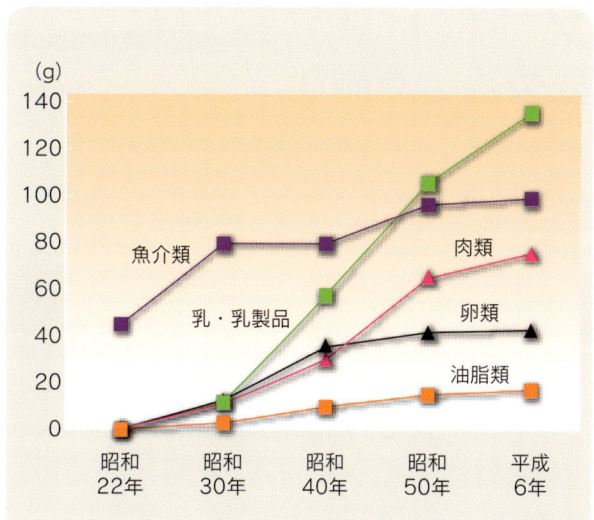

図19　戦後の主要食品の摂取量の推移（国民栄養調査成績より）

戦後の平均寿命の延びと同時に牛乳，卵，肉，そして油脂類の摂取量が大きく増加，魚に偏らない動物性タンパク質食品と油脂類が豊富に食べられるようになった頃から平均寿命が飛躍的に延びている．

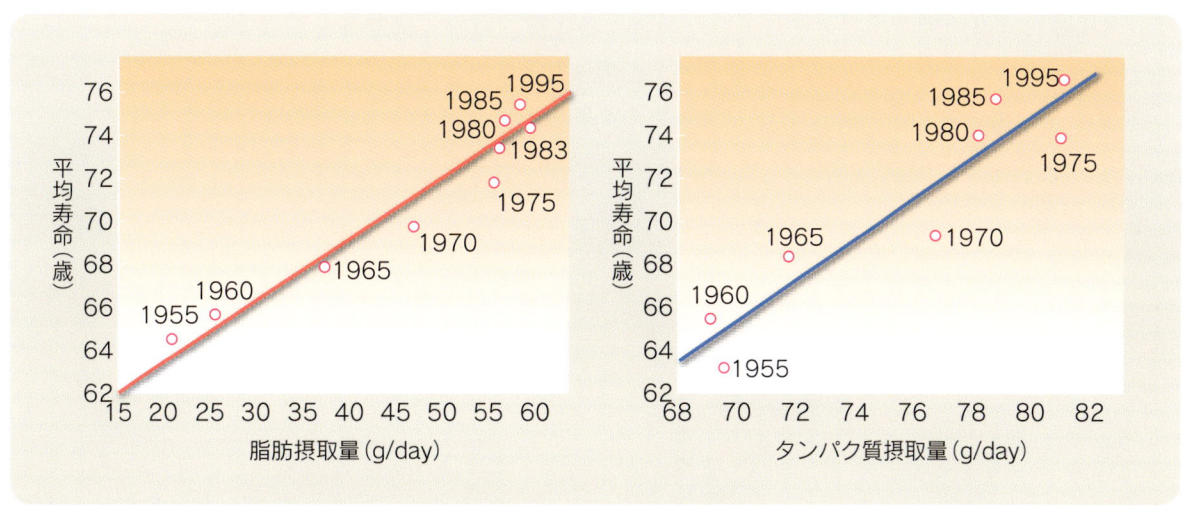

図20　脂肪・タンパク質摂取と平均寿命の関係
〔家森幸男教授（現・京都大学名誉教授，循環器疾患予防国際共同センター長）が国民栄養調査より作成したもの〕

　では，一体どのくらいの動物性食品を摂る必要があるのでしょうか？
　一般に70歳以上の高齢の方の場合，1日に薄切り肉2枚（50g），魚1切れ（80g），牛乳1本（200g），卵1個（50g）が目安です．

低栄養の評価法

　介護が必要となった主な原因の3番目に多いのが高齢による衰弱ですが，これは低栄養によって起こります（**図21**）．

　筆者は患者さんの肥満度を調べるときにBMIを使用しています．

　BMI（Body Mass Index）というのは体格指数のことで，体重（kg）÷身長（m）÷身長（m）で算出される体重（体格）の指標です（**図22，表13**）．従来の「標準体重」などは特に医学的根拠がありませんが，BMIは疾病との関連から疫学的に調査研究され，BMI 22において最も有疾患率が低くなる，という結果が得られており，それぞれの身長においてBMI 22を「理想体重」と設定しています．計算も簡単であるため，患者さんの全身を診るための1つのものさしとしてBMIを使用しています．

　しかし，すべての方をBMIだけで指導していくには難しさもあります．中高年の隠れ肥満や高齢者の低栄養がそれです．そこで，筆者らは高精度体成分分析装置を導入し，内臓脂肪を含めたさまざまな角度から患者さんの体を分析して生活習慣改善のためのアドバイスを行っています（**図23，24**）．測定の結果でBMIが18.5以下でタンパク質と脂肪が標準の範囲を下回っていて，なおかつ基礎代謝量が標準以上を示していた場合には客観的にみて低栄養を疑い，日頃の食事の内容を把握させていただき，指導を行っています．

　現在は，栄養状態評価表を使用して，すべての高齢の方に低栄養の予防を呼びかけています．

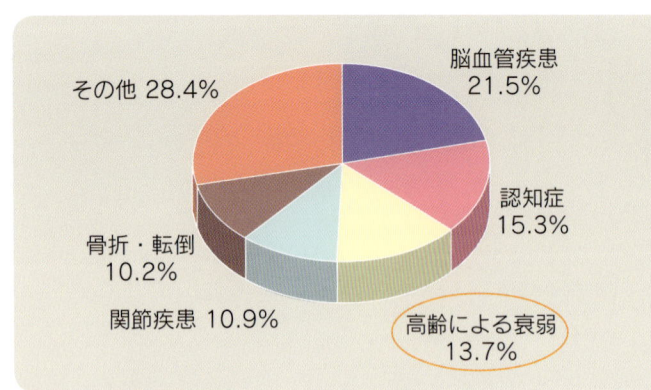

図21　介護が必要となった主な原因（厚生労働省：平成22年国民生活基礎調査の概況より）
高齢による衰弱は低栄養によって起こります．

脳血管疾患 21.5%
その他 28.4%
認知症 15.3%
骨折・転倒 10.2%
関節疾患 10.9%
高齢による衰弱 13.7%

▶体格指数（Body Mass Index）
BMI＝体重（kg）÷身長（m）÷身長（m）

図22　BMIの計算方法

表13　BMI（体格指数）と肥満の判定

BMI	判　定	
18.5以下	低体重	やせ
18.5～25	普通体重	
25～30	肥満1度	肥満
30～35	肥満2度	
35～40	肥満3度	
40以上	肥満4度	

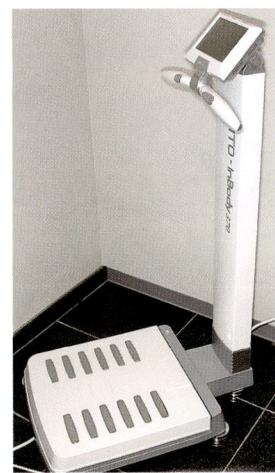

図23　高精度体成分分析装置
（伊藤超短波株式会社）

高精度体成分分析装置検査は，私たちの体を構成している体成分が，均衡的なのか，腕と脚はバランスよく発達しているのか？内臓脂肪は溜まっていないか？などが一目でわかる検査である．

BIA方式による体成分測定
　BIA＝Bio-electrical Impedance Analysis（生体電気インピーダンス分析）水は電気を通し，脂は電気を通しにくいという電通原理を利用して，体内に微弱な電気を流し，その電気抵抗値により体組成を推定する方法である．
　裸足で機械の上に乗ると体重が測定される．身長・年齢・性別を入力すると，図24のようなことがわかる．

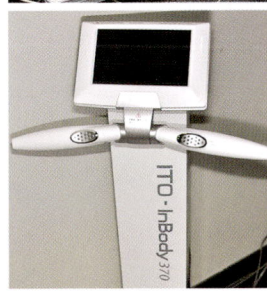

ITO-InBody 検査表

I.D. 123　身長 146cm　性別 女性
年齢 76才　体重 32.9kg　測定日時 2010.8.25 12:12:31

InBody検査とは
InBody検査は，私たちの体を構成している体成分が均衡的なのか，腕と脚はバランス良く発達しているのか，腹部に脂肪は溜まっていないかなどが一目で分かる検査です．定期的なInBody検査で体の健康をチェックしていきましょう．

筋肉と脂肪の割合①

	測定値	標準範囲
体重	32.9kg	38.1〜51.5
骨格筋量	14.4kg	16.6〜20.4
体脂肪量	4.4kg	9.0〜14.3

※体重は参考値です．計量法上の取引・証明用には使えませんのでご注意ください．

除脂肪量＆その構成成分②

	測定値	標準範囲
除脂肪量	28.5kg	29.1〜37.1
体水分	21.0kg	22.8〜27.8
タンパク質	5.4kg	6.1〜7.5
ミネラル	2.05kg	2.11〜2.57

※ミネラルは推定値です．

部位別筋肉バランス③　筋肉量／体重に対する発達率(%)

右腕	0.90kg	74.7%
左腕	0.88kg	73.2%
胴体	10.4kg	95.2%
右脚	3.49kg	91.8%
左脚	3.56kg	93.7%

身体バランスチェック④
上半身バランス ✓均衡　やや不均衡　不均衡
下半身バランス ✓均衡　やや不均衡　不均衡
上下バランス　 ✓均衡　やや不均衡　不均衡

身体強度チェック⑤
上半身強度　標準　発達　✓弱い
下半身強度　標準　発達　✓弱い
筋肉強度　　標準　強い　✓弱い

メタボ情報⑥

	測定値	標準範囲
BMI	15.4 kg/m²	18.5〜25.0
体脂肪率	13.3 %	18.0〜28.0

★今回　○前回

BMI 18.5〜25.0　体脂肪率 18.0〜28.0

腹囲　**内臓脂肪レベル**

理想的な体のためには⑦

調節すべき筋肉量	＋5.9 kg
調節すべき脂肪量	＋5.9 kg
調節すべき体重	＋11.8 kg

基礎代謝量⑧
986 kcal　862〜972 標準

身体点数⑨
体成分の割合から体に点数をつけてみましょう．　88点

図24　低栄養が疑われた76歳の女性の高精度体成分分析結果

① 筋肉と脂肪の割合：体重・筋肉量・脂肪量から体のバランスを知ることができる．
② 除脂肪量とその構成成分：体脂肪以外の体の成分を3つに分けて表示している．
　脂肪を除いた構成成分は水分・タンパク質・ミネラルである．
③ 部位別筋肉バランス：四肢と体幹部の筋肉の発達度合いや左右のバランスがわかる．
④ 身体バランスチェック：各部位別筋肉量が均衡的に発達しているかどうかをチェックする．
⑤ 身体強度チェック：現在の筋肉量が，自分の体重を支えるのに十分発達しているのかをチェックする．
　筋肉の発達率が，標準範囲に属すれば「標準」，標準以下であれば「弱い」，標準以上に属すれば「発達」あるいは「強い」にチェックされる．
⑥ メタボ情報：BMI・体脂肪率・腹囲・内臓脂肪レベルなど，さまざまな角度から体や肥満状態を確認できる．
⑦ 理想的な体のためには：より理想の体成分に近づくために，調節が必要な筋肉量，脂肪量を提案する．
⑧ 基礎代謝量：人が1日中安静にしていても消費されるエネルギー量である．
　除脂肪量を基に計算されており，同じ体重でも筋肉が多ければ基礎代謝量も相対的に高くなる．
⑨ 身体点数：現在の体成分状態をわかりやすく点数化したものである．
　筋肉が多くなるか，標準まで脂肪が調節されれば点数が上がる．

3. 体の仕組みと構造を知ろう

★低栄養について
——高精度体成分分析装置，骨密度測定システムがないクリニックでも

患者さんとの会話のなかで，低栄養についての話題に触れましょう．

「お魚とお肉どちらが好きですか？」

「好きな食べものは何ですか？」

「昔より食べる量は減っていませんか？」

「若い頃と食べ物の好みが変わってませんか？」

このような言葉をきっかけに患者さんからの情報も得て，なぜ低栄養になってしまうのか，患者さんと一緒に問題を解決するために「栄養状態評価表」(図25)を使用します．

▶栄養状態評価表

次のうち，あてはまるものに○をつけて下さい
1. この半年で体重が2～3kg減った
2. この半年で筋力や体力が落ちたと感じる
3. 歯や口腔，飲み込みの問題がある
4. BMIが18.5未満である
5. 最近，疲れやすい
6. 最近，物忘れが多くなってきた
7. 歳をとったので健康のために粗食にしている
8. 1日に食べるのは2食以下である
9. 食事の量が減った
10. 肉や卵は控えめにしている
11. どちらかというと，やせているほうが健康的だ
12. 毎日，1人で食事をしている
13. 自分で食事の支度をするのに不自由を感じる
14. 食べる気力がなくなってきている
15. 食べるのが楽しいと感じなくなっている

あてはまるものが3つ以上ある方は要注意です．
食事に気をつけるというと，多くの人は生活習慣病予防をまず考えます．たとえば「食事の量を控えめに」「肉や卵を控えめに」などです．しかし，こうした食事は高齢者にとっては必ずしもよいものではありません．特に70歳以上になると心身機能の低下が急激に進み，介護が必要な状態になりやすくなりますが，その最大の要因は全身の栄養状態が悪いこと，すなわち「低栄養」にあると考えられています．「低栄養」とはタンパク質やエネルギー(脂肪)が不足している状態のことをいいます．高齢期に入ったら「生活習慣病予防」から「低栄養予防」へと食生活の目標を変えていく必要があります．

図25 栄養状態評価表

食事指導は，**図 26，27** を使用して説明を行います．

そして，健康維持・病気の予防・低栄養予防・介護予防にはやはり「歯が大切」「咀嚼機能の回復と維持」が一番重要であることをしっかり伝えます．

▶**低栄養の原因** 低栄養は自分で気がつかないうちに陥ります

- 身体的な理由：偏った食生活・食事量の減少・噛む力の低下・嚥下障害・味覚の低下・嗜好の変化・消化器官の機能低下・歯の問題（歯がない，入れ歯の不具合等）・活動量の減少など
- 社会的な理由：独り暮らし・老夫婦のみの生活・人付き合いがない・経済的理由・買い物が困難など
- 精神的な理由：身内の不幸などのショック・うつ状態・認知症・ストレスなど そのほか，病気・けが・手術など

▶**低栄養になると…**
- 疲れやすくなる
- 体力の低下による運動機能の低下
- 集中力がなくなる
- 免疫力低下により疾病の悪化
- 物忘れが多くなる
- 意欲の低下により，家に閉じこもりがちになる

▶**こんな食事になっていませんか？**
「ご飯・味噌汁・漬け物」
これだけでは低栄養になります…
食事の適度な欧米化が健康長寿の秘訣です！
＋ハンバーグ
＋サイコロステーキ
＋しょうが焼き
＋豚カツ
＋ハムエッグ
＋唐揚げ
プラスもう1品で低栄養を予防しましょう

ポートスクエア歯科クリニック

図26　低栄養の原因と症状および予防策

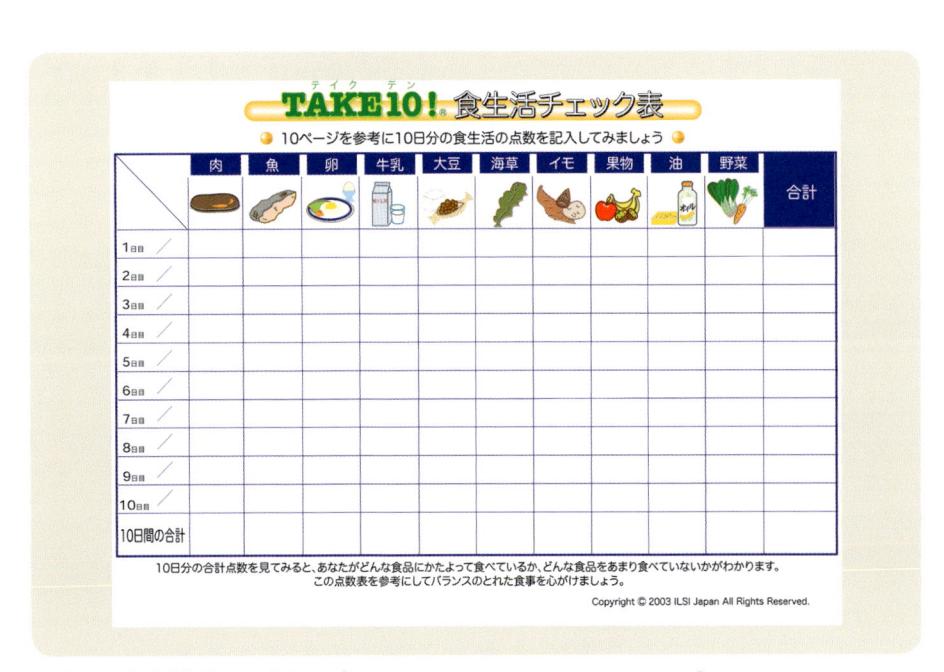

図27　食生活チェックシート（NPO法人国際生命科学研究機構「TAKE10！®」冊子より）

食生活チェックシート

食生活の把握には，食生活チェックシート（NPO法人国際生命科学研究機構「TAKE10！®」冊子より引用）を使用しています（**図27**）．この食生活チェックシートでは食品摂取の多様性を得点化したうえで，それぞれの得点における高次生活機能低下の相対危険度を表したデータを基にして，栄養状態を客観的に把握することができます．30日分（10日間×3）の食事内容から，動物性タンパク質はしっかり摂れているか？　偏った食生活になっていないか？などを分析して食事指導を行っています．

食生活チェックシートは食品を10品目に分けて1日にどれだけの食品を摂取しているのかをみるものです．毎日摂取した食品に○をつけていただき10日間続けて記入していただきます．1日に何品目を食べたのか？　10日間のうちにその食品を何回食べたのか？がわかります．そして10日間での合計点数をつけるのです（**図28**）．そうすると1日の平均食品数がわかります．この点数が高いほど，要介護になりにくいという「食品摂取の多様性得点各群の高次生活機能低下の相対危険度」を表したデータが出ています（**図29，表14**）．つまり，あれもこれも食べている高齢者ほど，要介護のリスクが低いのです．

TAKE10！® 食生活チェック表

10ページを参考に10日分の食生活の点数を記入してみましょう

	肉	魚	卵	牛乳	大豆	海草	イモ	果物	油	野菜	合計
1日目 ／		○	○		○		○	○		○	6
2日目 ／		○				○	○	○			4
3日目 ／	○						○	○	○	○	5
4日目 ／		○	○		○			○			4
5日目 ／		○	○		○	○	○	○			6
6日目 ／		○			○		○	○	○	○	6
7日目 ／		○	○		○		○	○	○		6
8日目 ／		○	○				○	○		○	5
9日目 ／	○	○	○			○		○	○	○	7
10日目 ／	○	○			○	○	○	○	○		7
10日間の合計	3	9	6	0	6	4	8	10	5	5	5.6

10日分の合計点数を見てみると、あなたがどんな食品にかたよって食べているか、どんな食品をあまり食べていないかがわかります。
この点数表を参考にしてバランスのとれた食事を心がけましょう。

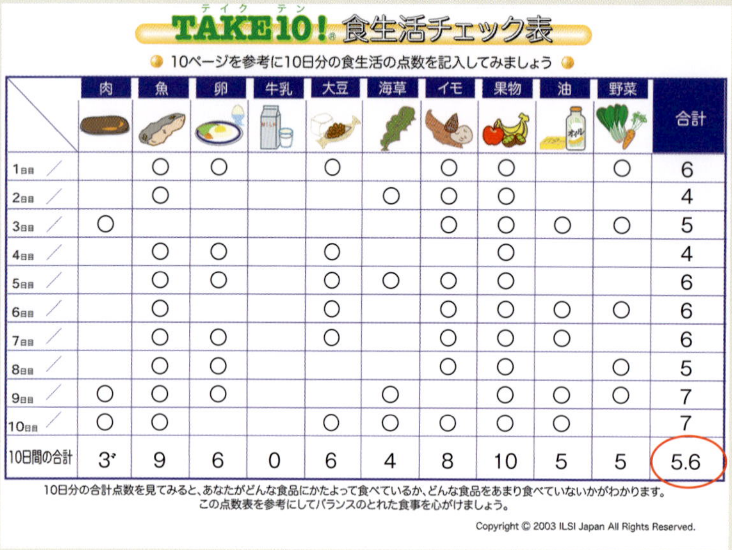

図28　食生活チェックシートの記入例（NPO法人国際生命科学研究機構「TAKE10！®」冊子より）
合計欄の赤丸印は食品摂取の多様性得点．

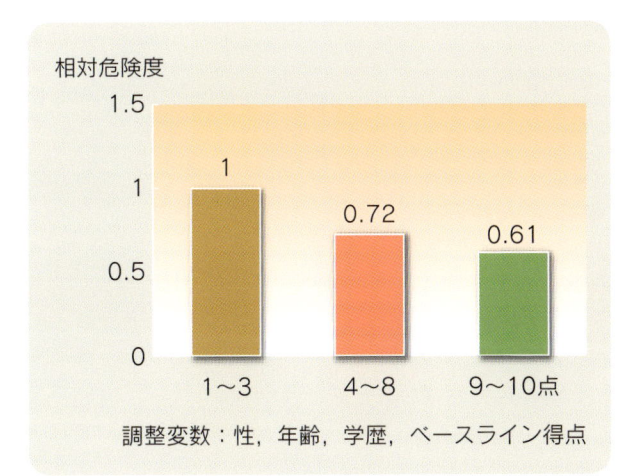

図29 **食品摂取の多様性得点各群の高次生活機能低下の相対危険度** (出典：熊谷修，他．日本公衆衛生雑誌．50．1117-1124，2003)

より様々な種類の食品を食べている高齢者ほど要介護のリスクが低い．東京都老人総合研究所地域保健研究グループが65歳以上の地域在宅高齢者608人を対象に食品摂取の多様性と高次生活機能の自立度低下の関連を分析．調査方法は面接聞き取り調査法を採用し，高次生活機能の自立度は，老研式活動能力指標により測定した．食品摂取の多様性は，肉類，魚介類，卵類，牛乳・乳製品，大豆製品，緑黄色野菜類，海藻類，果物，芋類および油脂類の10食品群を選び，1週間の食品摂取頻度で把握した．各食品群について「ほぼ毎日食べる」に1点，「2日に1回食べる」，「週に1，2回食べる」，および「ほとんど食べない」の摂取頻度は0点とし，合計点数を求め食品摂取の多様性得点とした．食品摂取の多様性得点の高い群で，老研式活動能力指標の得点低下の危険度が低いことが認められた．つまり，多様性に富む食品摂取習慣を営んでいる高齢者ほど要介護のリスクが低いこと示している．

表14　老研式活動能力指標

手段的自立	1	バスや電車を使って1人で外出できますか
	2	日用品の買い物ができますか
	3	自分で食事の用意ができますか
	4	請求書の支払いができますか
	5	銀行貯金・郵便貯金の出し入れが自分でできますか
知的能動性	6	年金などの書類が書けますか
	7	新聞を読んでいますか
	8	本や雑誌を読んでいますか
	9	健康についての記事や番組に関心がありますか
社会的役割	10	友だちの家を訪ねることがありますか
	11	家族や友だちの相談にのることがありますか
	12	病人を見舞うことがありますか
	13	若い人に自分から話しかけることがありますか

注：各項目の「はい」が1点，「いいえ」を0点とし，13点満点として生活での自立を評価する．

低栄養と低栄養状態の高齢者の増加

　本来，低栄養というのは血液中の血清アルブミン値で評価されます．
　血清アルブミンは血液中を流れるタンパク質の一種で，栄養状態の過不足や老化の指標にもされています．血清アルブミン値が3.8以下になると低栄養と診断されます．そして3.5以下になるとADL（日常生活動作）の低下が予測されるため，早急な対応が必要になります（**図30**）．医師の診察を受け，場合によっては入院治療が必要となります．
　食べたい物がいつでも食べられる豊かな食生活の日本ですが，そのような飽食の時代に70歳以上のおよそ6人に1人が低栄養の状態にあるといいます．そして，歯の状態の悪化がそのきっかけになっている可能性が高いことも厚生

労働省の研究班の調査でわかりました．調査は東京都と，山梨，福岡など7つの県で行われ，在宅で介護サービスを受けながら暮らしている高齢者700人余りの栄養状態や体重の変化，歯の状態などを調べました．その結果，食事の量が少ない，体重が減少したなど，「低栄養状態にある」と判定された人が13%，また52%の人が「今後，低栄養になる恐れがある」と判定され，低栄養の傾向がある人が合わせて65%に上りました．さらに，咬み合わせができる奥歯が残っている人と残っていない人を比べたところ，低栄養の傾向がある割合は，奥歯が残っていない人のほうが，残っている人より3倍以上高いことがわかりました（**図31，32**）．低栄養の状態になると，免疫力が落ちてウイルスなどに感染しやすくなったり，運動機能が低下したりするため，厚生労働省の研究班は，早い段階での適切な指導が必要だとしています．

そして，高齢者の意識と心理の変化も，ひきこもりや閉じこもりといった孤立した生活を引き起こすきっかけとなり，低栄養の高齢者が増加する1つの原因になっているのではないかと思います（**図33**）．

▶**低栄養は血液中の血清アルブミン値で評価します**

血液中を流れるタンパク質の一種で栄養状態の過不足や老化の指標にもされています．

　　　　成人の基準値　　　　　　4.0～5.1g/dL
　　　　栄養状態が良好な高齢者　　4.5前後
　　　　低栄養　　　　　　　　3.8以下

3.5以下になると余命やADL（日常生活動作）の低下が予測されるので早急な対応が必要です．

図30　高齢者の低栄養

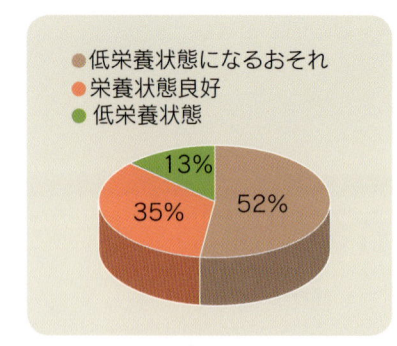

図31　在宅介護を受ける高齢者の栄養状態
（厚生労働省研究班の調査より）

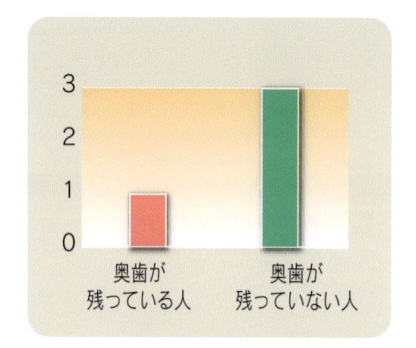

図32　在宅介護を受ける高齢者の低栄養傾向の割合
（厚生労働省研究班の調査より）

図33　高齢者とうつ
（長寿科学振興財団・国立長寿医療研究センターより）

老年期に入り，定年退職，配偶者の死，身体面の老化といった社会的，心理的，肉体上の喪失体験などに反応してうつ状態になることが多いとされています．

高齢者の意識と心理

①身体的変化：身体機能低下・老いの自覚・病気
②社会的変化：退職・対人関係の縮小
③家庭内変化：配偶者との死別・子供の独立
④経済的変化：経済力の低下

　図34は，外出頻度が週1回以下に減少した状態を高齢者の閉じこもりと定義して調査を行ったデータです．心身に障害があるために閉じこもりでいる人が50％，健康であるが閉じこもりの人が50％と，閉じこもりの高齢者にはタイプが2つあります．

　さらに閉じこもりの人の死亡率を表したデータがあります．閉じこもりではない人に対し，健康であるが閉じこもりの人はその2倍，心身に障害があって閉じこもりの人はその4倍死亡率が高かったのです（**図35**）．このように，外に出ないこと自体が死亡率に大きく影響を与えていたのです．単調な毎日の閉じこもりの生活は脳への刺激が少なく，脳の機能の低下だけでなく，体の機能の低下までもたらしてしまうのです．

　筆者らのクリニックでは，**この閉じこもりを予防するためにも，高齢の方にはできるだけ1～2カ月に一度，来院していただき，PMTCや口腔ケア，食事指導や運動の指導などを行っています**．このような取り組みが介護予防につながる大事なことなのだと，平成16年12月16日に日本学術会議咬合学研究連絡委員会が，「咬合・咀嚼が創る健康長寿」のなかでも報告しています（**図36**）．

　核家族化によって高齢者の子供や孫とのつき合い方も30年前と状況がかなり変わってきています．食が変わり，子供とのつき合い方も欧米化してきています（**図37**）．

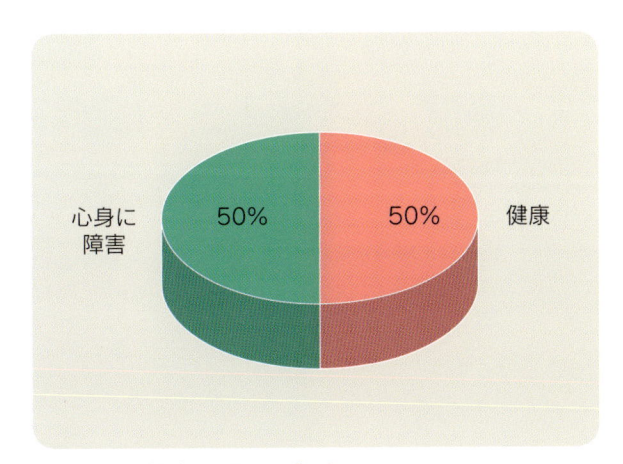

図34　高齢者の閉じこもり
65歳以上の10人に1人は閉じこもり（東京都老人総合研究所　新開省二部長グループ調査より）

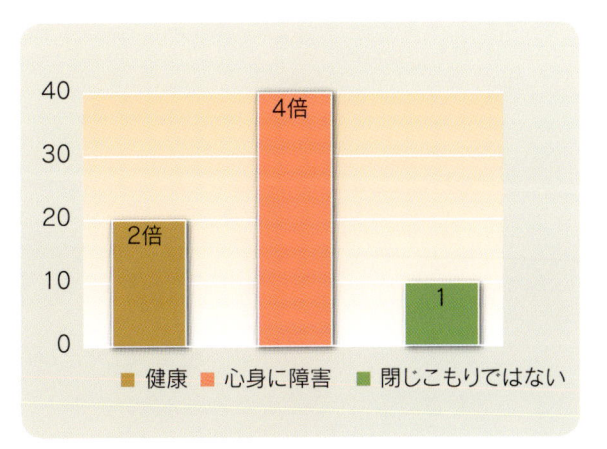

図35　閉じこもりの死亡率
（東京都老人総合研究所　新開省二部長グループ調査より）

閉じこもりの方が多くいる一方で，今の団塊の世代を含め，趣味などを楽しんでいる方も非常に多いと思います．そして，自分自身も自由でいたい，子供に頼らない，頼れない…やはり頼れるのは自分の体だけ．つまり，健康でいることが一番大切だと感じていると思われます(**図38**)．

高齢自殺者の多くは，独居のお年寄りではなく，家族と同居されている方がほとんどだそうです．自分の病気によって今後，家族に迷惑を掛けたくない，という気持ちから自殺に追い込まれてしまうのでしょうか？(**図39**)

▶高齢者に対するストラテジー

高齢者の健康長寿を延伸させるために，自立した健常高齢者に対しては，口腔の定期健診ならびに専門的ケアの受療促進を徹底的に推進する．

これらは，誤嚥性肺炎などの「気道感染予防」，咬合を通じた平衡感覚の保持による「転倒・骨折予防」，容易な歯科受診という目的のある外出がもたらす「閉じこもり予防」などにつながる．

これらが介護予防に向けた最も大事な取り組みとなると同時に，重要性をさらに立証しなければならない．

図36　高齢者に対するストラテジー
(平成16年12月16日　咬合・顎研究連絡委員会報告　「咬合・咀嚼が創る健康長寿」3.課題解決に向けた戦略より　日本学術会議咬合学研究連絡委員会)

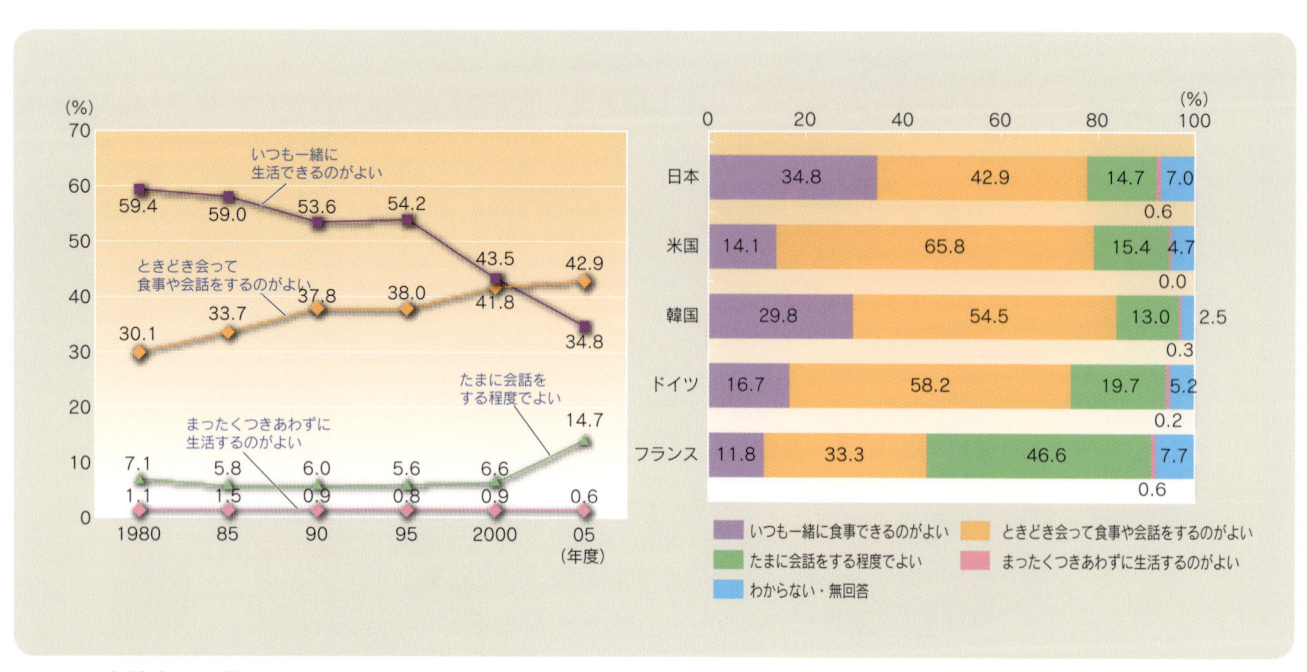

図37　高齢者の子供や孫とのつきあい方の推移
(内閣府：高齢者の生活と意識に関する国際比較調査)

「高齢自殺者の生前の慢性疾患による受療の有無」を調べると，「あり」が90.4%でした．そして慢性疾患のほとんどが生活習慣病であることがわかります．若い頃からの病気の予防がいかに大切なのかを考えさせられるデータです（**図40**）．

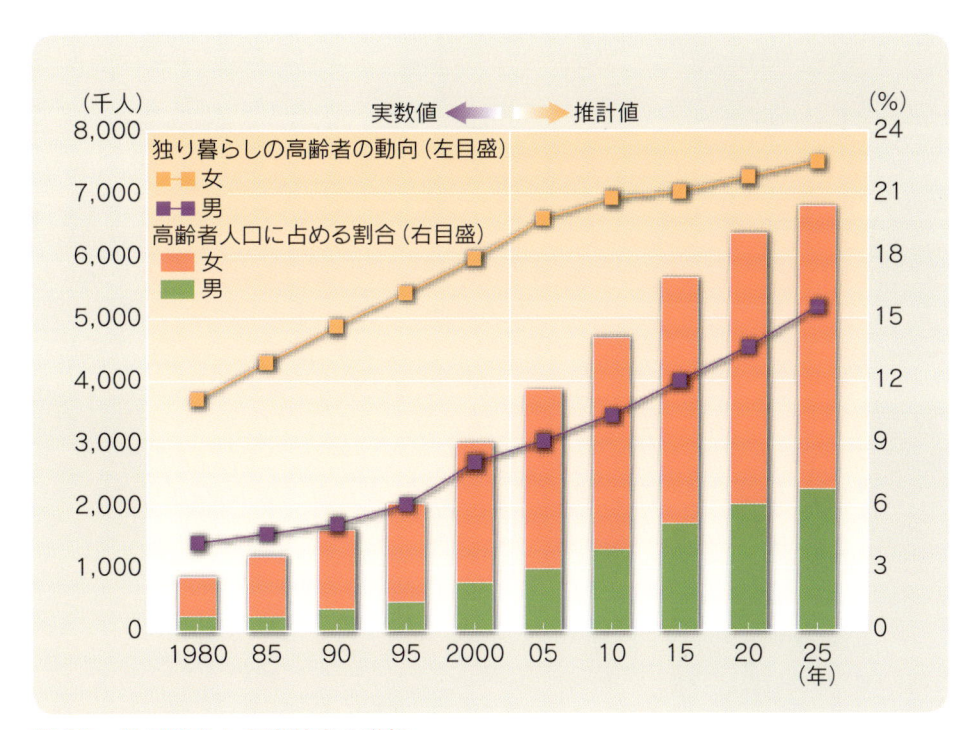

図38　独り暮らしの高齢者の増加
高齢者の単独世帯が増加している原因は，未婚率や離婚率の上昇，配偶者との死別後も子どもと同居しない高齢者が増えている．
（内閣府：高齢社会白書）

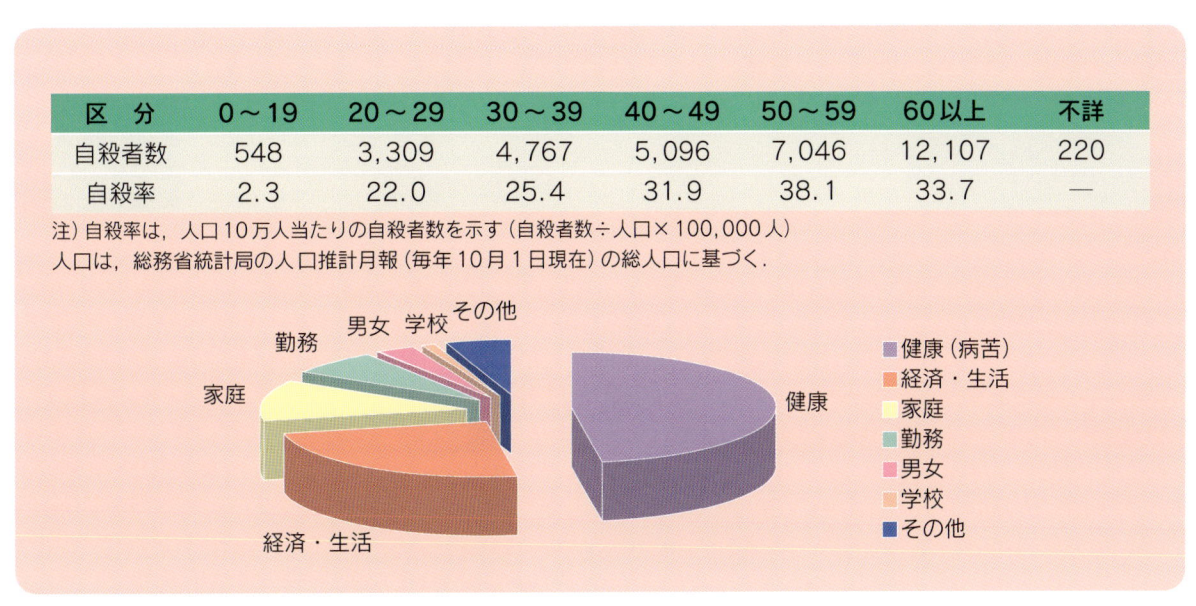

区　分	0〜19	20〜29	30〜39	40〜49	50〜59	60以上	不詳
自殺者数	548	3,309	4,767	5,096	7,046	12,107	220
自殺率	2.3	22.0	25.4	31.9	38.1	33.7	—

注）自殺率は，人口10万人当たりの自殺者数を示す（自殺者数÷人口×100,000人）
人口は，総務省統計局の人口推計月報（毎年10月1日現在）の総人口に基づく．

図39　高齢者の自殺（平成19年警察庁統計資料から改変）
上：年代別自殺率，下：動機別自殺者数．動機は病苦が6割以上．

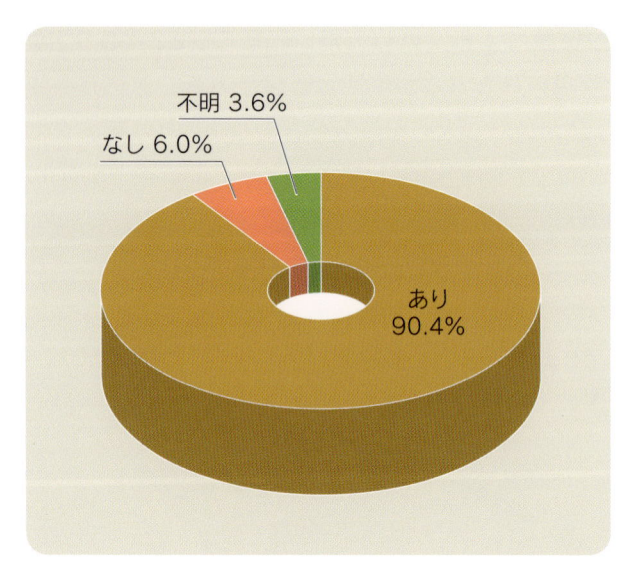

図40 高齢自殺者の生前の慢性疾患による受療の有無

主な慢性疾患
糖尿病，高血圧症，脳血管疾患，胃潰瘍，肝疾患，心不全，不整脈など

(阿部すみ子，加藤清司，國井　敏，平岩幸一：福島県における高齢自殺者の実態と福祉サービス．福島医学雑誌 48巻4号，1998)

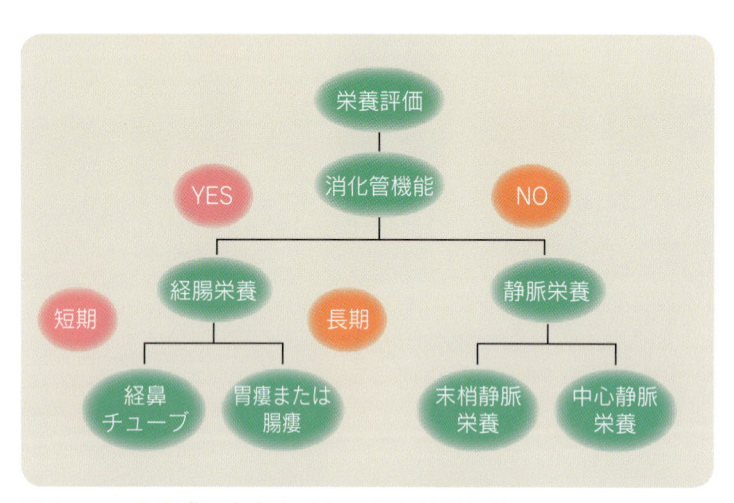

図41 口から食べられなくなったら経腸栄養
(アメリカ静脈経腸栄養学会 (ASPENのガイドラインより))

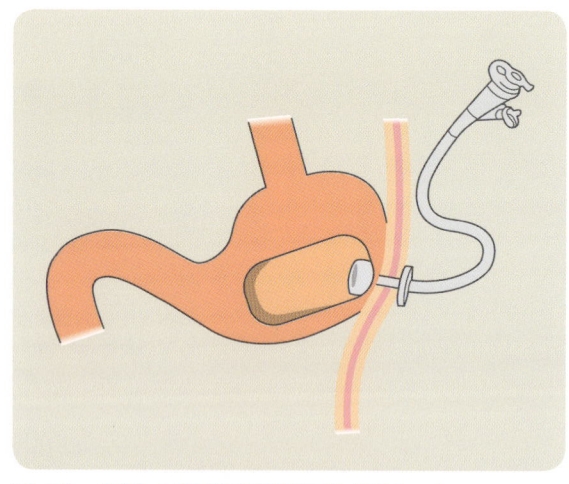

図42 経皮内視鏡胃瘻造設術 (PEG：Percutaneous Endoscopic Gastrostomy)

胃瘻 (いろう) とは，経口的に栄養摂取が困難になった場合に，中心静脈栄養や経鼻チューブではなく，胃に造ったいわゆる「第2の口」から栄養補給を行う栄養療法．現在，推定40万人が導入．
普及の背景には高齢化に伴い脳血管障害や認知症により口から食べられない人が増えたため．

低栄養への対応

　では，低栄養により，医師による診察や治療が必要になってしまった方はその後，どのような治療を受けるのでしょうか？　咀嚼機能の低下により長期間，栄養を経口摂取できなくなった方の場合，現在では胃瘻 (いろう) というものが造られます (**図41**)．胃瘻とは，経口的に栄養摂取が困難になった場合に，

中心静脈栄養や経鼻チューブではなく，胃に造ったいわゆる「第2の口」から栄養補給を行う栄養療法です．胃瘻の造設には内視鏡によって行う経皮内視鏡的胃瘻造設術(PEG：Percutaneous Endoscopic Gastrostomy)が近年急速な普及をみせています(**図42**)．PEGは患者の苦痛や介護者の負担が少ないというメリットから欧米で多く用いられている長期栄養管理法です．日本でも現在，推定40万人が導入しています．普及の背景には高齢化に伴い脳血管障害や認知症により口から食べられない人が増えたためです．

　PEG造設については，現在さまざまな意見があります．患者さんのQOL向上に役立ち，医学的にも有効で，なおかつ患者さん自身がそれを望んでいるのであればよいと思いますが，そうでない場合が多いと聞きます．つまり，PEGが生きるための治療ではなく生かすための治療になりつつあるのではないかと思います．**私たち歯科医療従事者は最後まで口から食べることの大切さを1人でも多くの患者さんに伝えていくとともに，歯科疾患の予防・管理・治療はもちろん歯科からはじめる健康支援(嚼育(しゃくいく))に取り組んでいくことが大切なのです．**

4 患者さんの生活背景・生活習慣を知ろう

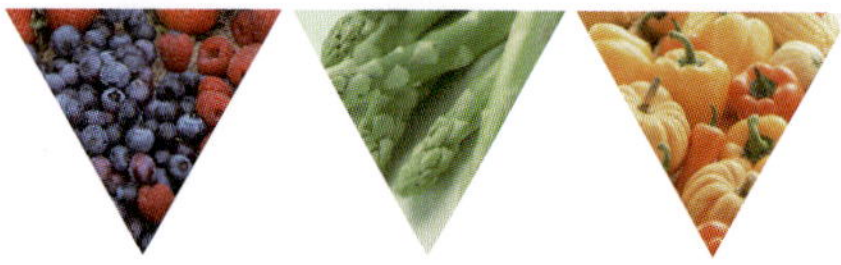

1. まずはコミュニケーション

　図43は，筆者らのクリニックで患者さんの生活習慣を把握させていただくために使用している問診票です．この問診票は，患者さん自身に記入していただくのではなく，これらの項目を歯科衛生士が自分の担当の患者さんから少しずつ聞きだして，改善点があればアドバイスを行う，というものです．

　患者さんの生活の実態や背景を知り，その人に合った的確なアドバイスを行うことで実際に患者さんの意識や行動が変わっていくのです．

　そして患者さんと長く良好な関係を築いていくためには，以下の5つが必要となります．

1. 食育を含めた幅広い知識を身につける
2. 患者さんと適度な距離感を保つ
3. 気遣い
4. 笑顔・言葉遣い
5. 患者さんを大切にし，自信をもって接する

　治療へのモチベーションやプラークコントロール，継続した定期検診などは，実際に患者さんの意識や行動が変わらなければよい結果は得られません．**患者さんの意識や行動を変えていくうえで一番大切なのは，やはり歯科衛生士のコミュニケーション能力なのです．**

▶生活習慣を教えてください

1) 未婚　　既婚
2) 家族構成
3) 朝食は食べますか？
　　はい　　いいえ　　時々食べる
4) 外食は週に何回しますか？
　　1　2　3　4　5　6　7
5) アルコールは飲みますか？
　　はい　　いいえ　　時々飲む
　　はいと答えた方　週に何回飲みますか？
　　1　2　3　4　5　6　7
6) タバコは吸いますか？
　　はい　　いいえ
　　はいと答えた方　1日何本位吸いますか？
7) 食べるのは早いですか？
8) 何か運動はされていますか？
9) 習慣性咀嚼側はありますか？

図43　生活習慣を把握するための問診票
（ポートスクエア歯科クリニック）

2. 生活習慣改善の第一歩は「自分の体」を患者さんが知ること

1) 生活改善の指標は？ チェックシートの活用

BMIによる評価

　先述したように，これまでは患者さんの自己申告によるBMIや食生活チェックシートに基づいて，誰にでも同じような画一的な指導を行ってきました（9頁参照）．確かにBMIというのは疾病との関連から疫学的に調査研究され，BMI 22において最も病気になりにくいという調査結果は出ていますし（**図44**），BMI値と死亡率の関係を調べたデータによると（**図45**），BMIの低いやせ過ぎの方やBMIの高い太り過ぎの方は死亡率が高いのです．しかし，すべての年代をBMIのみで判断し指導を行っていくことに矛盾や難しさを感じるようになってきました．たとえば，健康のために運動をして体を鍛えている人は筋肉質です．筋肉は脂肪より重いため，BMIが高い数値になってしまいます．

　そのような方に，BMIが25以上だからといってあれこれ食事指導をするのは患者さんにとっては不快です．また，明らかにお腹周りに脂肪がついていてポッチャリしている隠れ肥満の方でもBMIが22であれば問題がないのだろうか？など疑問も生じてきました．

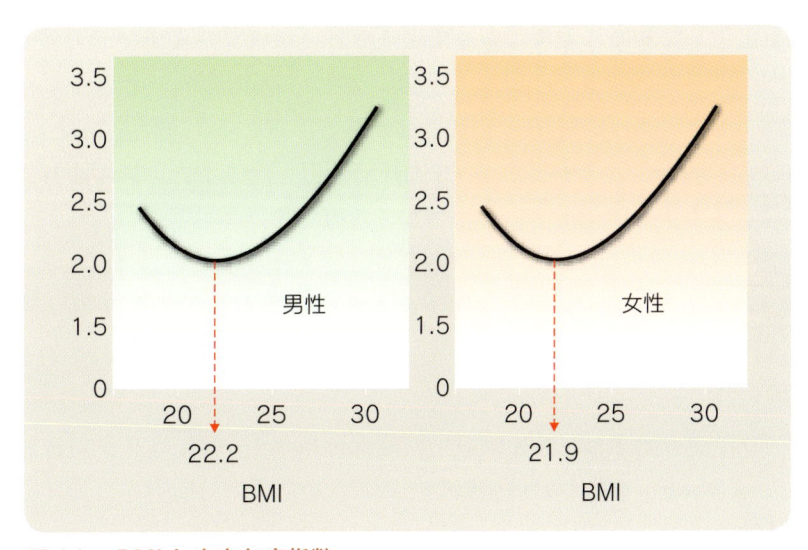

図44　BMIと疾病有病指数
(日本肥満学会, 1999)

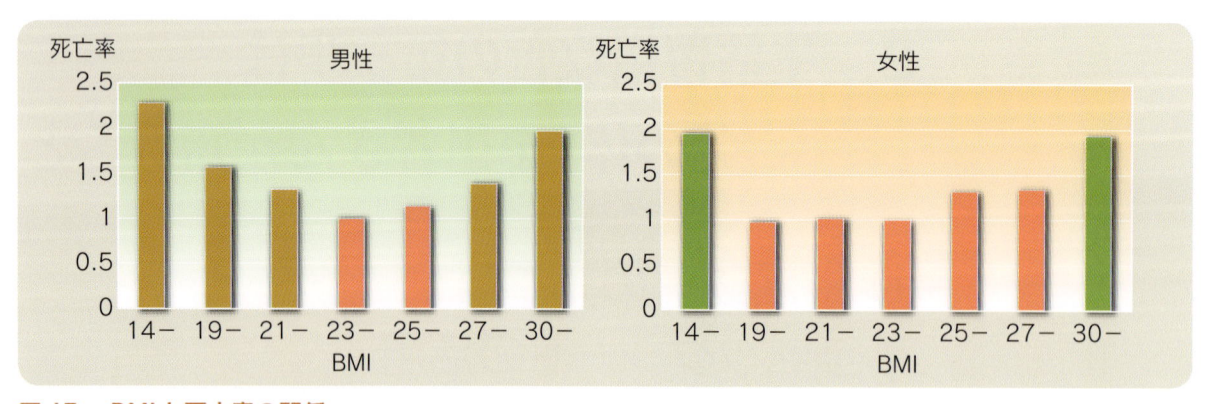

図45　BMIと死亡率の関係
やせ過ぎも太り過ぎも死亡率は高い．（独立行政法人国立がん研究センター多目的コホート研究による）

表15　肥満に起因ないし関連し減量を要する健康障害

1) 2型糖尿病・耐糖能障害
2) 脂質代謝異常
3) 高血圧
4) 高尿酸血症・痛風
5) 冠動脈疾患：心筋梗塞・狭心症
6) 脳梗塞：脳血栓・一過性脳虚血発作
7) 睡眠時無呼吸症候群・Pickwick症候群
8) 脂肪肝
9) 整形外科的疾患：変形性関節症・腰椎症
10) 月経異常

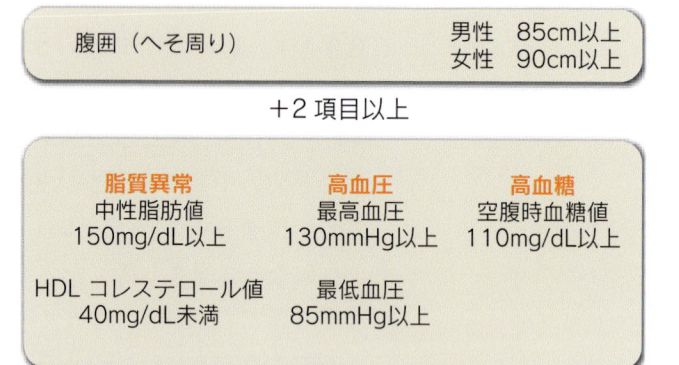

腹囲（へそ周り）　男性　85cm以上
　　　　　　　　　女性　90cm以上

＋2項目以上

脂質異常
中性脂肪値
150mg/dL以上

高血圧
最高血圧
130mmHg以上

高血糖
空腹時血糖値
110mg/dL以上

HDLコレステロール値
40mg/dL未満

最低血圧
85mmHg以上

図46　メタボリックシンドロームの診断基準

　中高年に多い肥満ですが，では一体BMI 25以上の肥満になるとどのような病気が起こるのでしょうか？

　表15に示した病気は肥満によって起こるといわれていますが，肥満というのは脂肪の蓄積です．その脂肪が皮下脂肪なのか内臓脂肪なのか，そこが問題なのです．実はこれらの病気は内臓脂肪から分泌される生理活性物質（アディポサイトカイン）の中に体にさまざまな病気を引き起こす悪い影響を与えるような物質が含まれていることが原因で起こるのです．

　内臓脂肪が過剰に蓄積されると膵臓から分泌されるホルモンであるインスリンの働きが悪くなり糖尿病を引き起こすリスクが高まります．ほかにも血圧を上げる物質や血管に直接作用して動脈硬化へと導く物質も分泌されることがわかっています．

　平成20年から始まった特定検診・特定保健指導（一般にはメタボ検診といわれています）も，客観的に内臓脂肪を診るためにまずは腹囲を計測するのです（**図46**）．

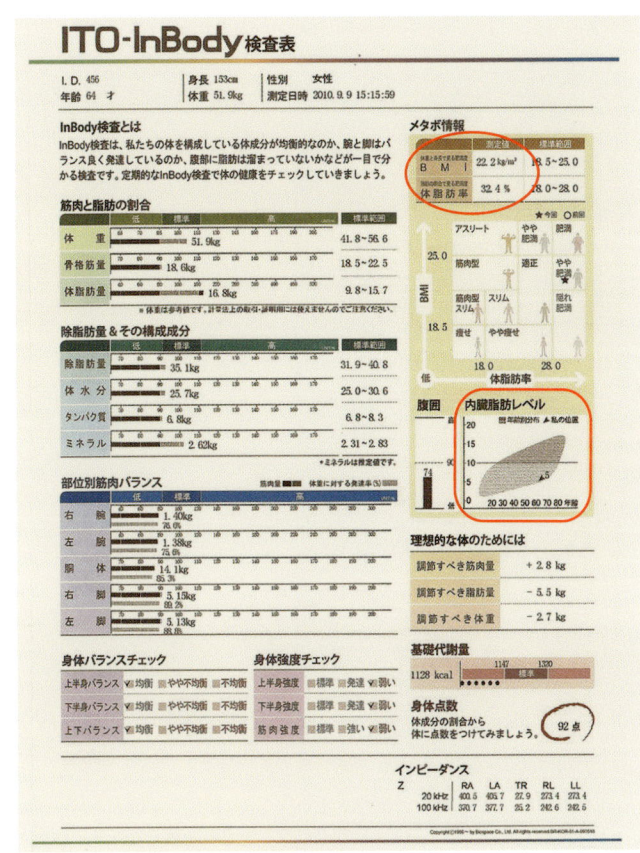

図47　検査表1（皮下脂肪型肥満） 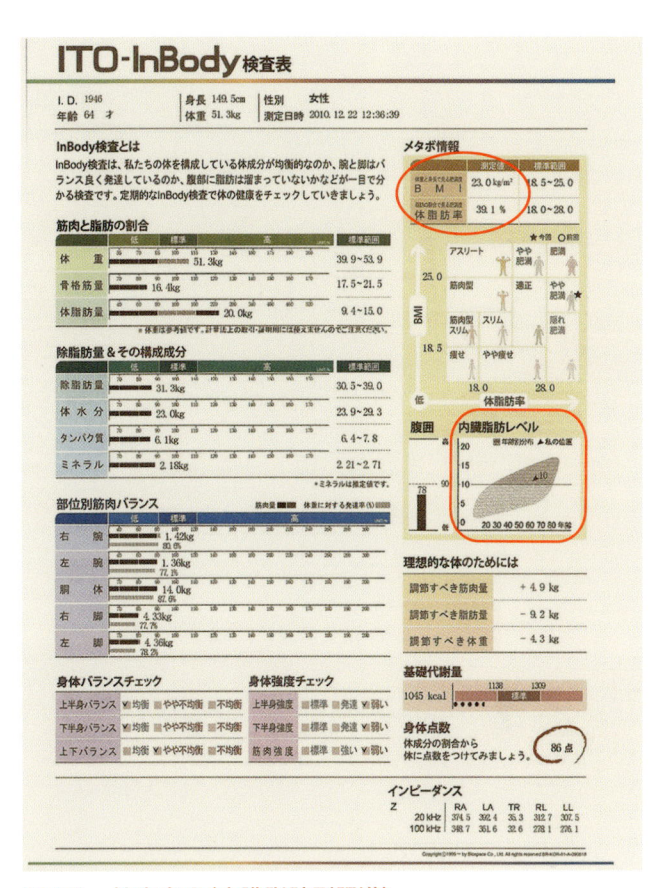　　　　　　　図48　検査表2（内臓脂肪型肥満）

体成分分析

　BMIだけだと内臓脂肪の量まではわからない…内臓脂肪の量が知りたい…
　そこで当院では現在，高精度体成分分析装置（34頁参照）を導入して内臓脂肪を含めたさまざまな情報から患者さんを分析し，生活習慣改善のための動機づけを行ったり，高齢者の低栄養の予防，骨折の予防などに役立てています．
　BMIは標準範囲ですが体脂肪率が高めという患者さんも少なくありません．しかし，問題はこの脂肪が内臓脂肪なのかどうかなのです．高精度体成分分析装置は内臓脂肪レベルが確認できます．内臓脂肪レベルは10がボーダーラインです．10より高い数字だと内臓の周りに脂肪が多くついている内臓脂肪型肥満，10よりも少なければ皮下脂肪型肥満ということになります（**図47，48**）．

メタボリックシンドロームなど生活習慣改善には
―高精度体成分分析装置がないクリニックでも

　診療申込書（表・裏）（**図49，50**）から既往症，現病歴，服用している薬を把握します．
・中性脂肪が高めといわれた．

診療申込書

NO.＿＿＿＿＿＿＿＿

平成　　年　　月　　日

フリガナ		生年月日	明 大 昭 平	年 齢	紹 介 者 名
お 名 前			年　月　日	歳	殿
ご 住 所	〒		TEL.　（　　）		
ご勤務先名 ご 住 所	〒		携帯　（　　） TEL.　（　　）		

◆どうなさいましたか？

1．歯が痛い　2．歯ぐきがはれた　3．つめもの・かぶせものがとれた
4．入れ歯をいれたい　5．歯をきれいにしたい　6．歯石をとってもらいたい
7．定期検診　8．その他

◆思いあたることがあれば○をつけて下さい。

1．内科的疾患がある（肝臓、腎臓、心臓、糖尿、高血圧、低血圧、その他）
2．アレルギーがある　3．血が止まりにくい　4．妊娠中（　ヶ月）
5．生理中　6．現在、薬を服用中

◆歯を抜いたことがありますか？

1．ない　2．ある　その時、何か異常がありましたか？
（貧血を起こした、熱がでた、痛みが止まらなかった、
血が止まりにくかった）

◆治療についての希望があればご記入ください。

1．　月　日までに治療を終えて欲しい
2．来院回数を少なくしたいので、一度にたくさん治療をしてほしい
3．その他

◆来院しやすい時間帯に線を入れて下さい。

9:30　10:00　11:00　12:00　13:00　　14:30 15:00　16:00　17:00　18:00

◆来院しやすい曜日があれば印をつけて下さい。

□月　□火　□水　□木　□金

◆当医院をお知りになったのは？

1．看板・建物を見て　2．家族から聞いて　3．紹介を受けて
4．インターネット・ホームページ　5．その他　（紹介者名の欄にもご記入下さい）

◆その他、治療について特にご希望、ご相談などがございましたらお書き下さい。

ご協力ありがとうございました。
お呼びするまでしばらくお待ち下さい…

医療法人社団　秀飛会
ポートスクエア歯科クリニック

図49　診療申込書（表）

医院記入欄

痛みはどこが？	右上／上前／左上／右下／下前／左下　□歯　□舌　今は□痛くない　□歯肉　□唇　□少し痛い　□頬　□顎　□ひどく痛い
昨夜は	□痛くなかった　□痛いが眠れた　□眠れなかった　□薬を飲んだ（薬の名前：　）
痛み方は	□ズキズキ痛い　□ズーっと痛い　□歯をあわせると痛い　□痛んだり止んだり　□その他（　）
冷たいものは	□しみる　□しみない　熱いものは　□しみる　□しみない
今までに麻酔注射をしたり歯を抜いたときに異常があったか。	□麻酔や歯をぬいたことがない　□異常はなかった　□気分が悪くなった　□熱が出た　□何日か痛んだ　□貧血やめまいを起こした　□アレルギーが出た　□抜歯後腫れた　□血が止まらなかった　□その他
歯を抜いたことがあるか。	□ない　□ある　□ヶ月前　□年前　現在使用している薬は　□ない　□有る（薬品名：　）
薬を飲んで副作用は？	□ない　□ある　□胃が痛くなる　□発疹ができる　□かゆくなる　副作用のあった薬品名・種類（　）
アレルギーや特異体質は？	□ない　□ある　□かぶれやすい　□ぜんそくがある　□じんま疹がでる　□鼻がつまる　□その他
抗生物質、副腎皮質ホルモン剤の使用経験は？	□ない　□ある　□わからない
内科的な病気はないか	□心臓　□腎臓　□肝臓　□高血圧（　／　）　□低血圧　□糖尿　□ない　□その他（　）
現在の健康状態	□良好　□普通　□悪い　□生理中　□妊娠中（　ヶ月）
喫煙について	□ない　□ある　（　本／1日　）
骨粗鬆症の薬について	□使っていない　□使っている（薬品名：　）

図50　診療申込書（裏）

▶**身体活動レベル** 　I　 生活の大部分を座って過ごしており静かな活動が中心
　　　　　　　　　　II　 仕事は座って行うが移動や家事，軽いスポーツなどの活動をする
　　　　　　　　　　III　移動や立ち仕事が多い仕事をしている，あるいは余暇などにスポーツをする習慣がある

▶**年代別1日に必要なエネルギー量**

活動レベル	身体活動レベルI		身体活動レベルII		身体活動レベルIII	
年代	男	女	男	女	男	女
30～49	2,300	1,750	2,650	2,000	3,050	2,300
50～69	2,100	1,650	2,450	1,950	2,800	2,200
70以上	1,850	1,450	2,200	1,700	2,500	2,000

▶**BMI（肥満指数）**
BMI＝体重（kg）÷身長（m）÷身長（m）

低体重	18.5以下
普通体重	18.5～25
肥満1度	25～30
肥満2度	30～35
肥満3度	35～40
肥満4度	40以上

▶**1日に必要な摂取の目安は？**　　食事バランスガイド

kcal	主食	副菜	主菜	乳製品	果物
1,600〜1,800	4-5	5-6	3-4	2	2
2,000〜2,200	5-7	5-6	3-5	2	2
2,400					
2,600〜2,800	6-8	6-7	4-6	2-3	2-3

▶**BMI22を目指そう！**
▶**できることから始めましょう！**

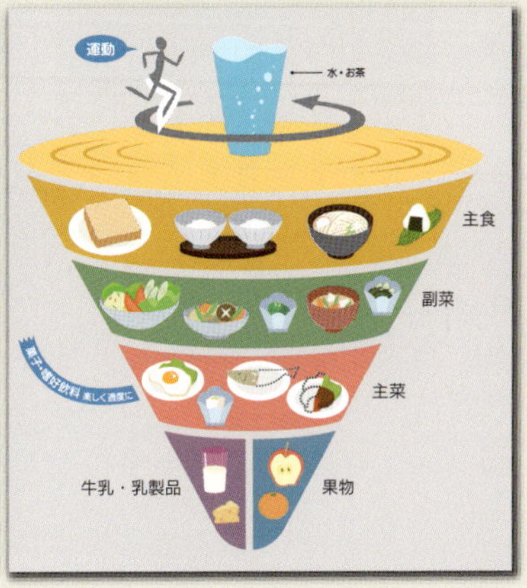

300kcalの運動の目安	
運動の種類	時間
散歩	110分
ウォーキング	80分
ジョギング	40分
サイクリング	100分
水泳	30分

ポートスクエア歯科クリニック

図51　健康で長生きするために

＊未病とは，「自覚症状はないが，検査で異常がある状態」および「自覚症状はあるが，検査では異常がない状態」の2つを併せて「未病」としています．（「日本未病システム学会」の定義より）．

・LDL（悪玉）コレステロールが高めといわれた．
・脂肪肝だといわれた．

これらの未病＊については，こちらから聞きださないと問診票に記入もしてくれません．まずは，こちらから「中性脂肪やコレステロールについて，健康診断で指導されたことはありますか？」や「メタボ健診は受けましたか？」など，患者さんが話しやすいように聞きだし，情報を得ることが大切です．

・病気が悪化しないように
・薬の量を増やさないように
・未病の状態を健康へと導くために

①生活習慣・生活背景を探る（少しずつ聞きだす）（**図43**参照）
②**図51，52**を使用して指導する

1．患者さんの生活背景・生活習慣を知ろう　49

▶内臓脂肪が多すぎると…

内臓脂肪の脂肪細胞から分泌される生理活性物質が体に悪影響を及ぼします

血圧を上昇させる→高血圧
インスリンの働きを悪くする→高血糖　　　　　動脈硬化
内臓脂肪が多いこと自体がすでに→高脂血症

※動脈硬化とは，血管の壁が硬く変化して血管が細くなり，血液の流れが悪くなる病気

▶内臓脂肪を減らすには…

あ 脂の取り過ぎに気をつけよう
さ 最初は野菜や海藻から食べよう
は 腹八分でごちそうさま
か 間食はしない
け 欠食しないで1日3食
よ よく噛んでゆっくり食べよう
う 運動しよう

1時間あたり

運動の種類	消費カロリー			
性別	男性		女性	
体重	60	70	50	60
サイクリング	160	180	130	150
ウォーキング	210	250	170	210
ジョギング	510	600	420	500

（参考：5訂日本食品標準成分表　付加運動によるエネルギー消費）

＊朝，目覚めて起きた直後が最も体の代謝が低いので，この朝の時間帯に運動をすると，下がっていた代謝が一気に上がり，高いままの代謝で1日を過ごすことができます．

ポートスクエア歯科クリニック

図52　内臓脂肪型肥満の方へのアドバイス内容

患者さんへの指導
―内臓脂肪を減らすには
「あさはかけよう」（朝は駆けよう）（図53）

　朝目覚めた直後が最も体の代謝が低いのですが，それからだんだんと交感神経の働きが活発になり代謝が上がってきます．この朝の時間帯に運動することで下がっていた代謝が一気に上がり，高いままの代謝で1日を過ごすことができるのです．だから運動は朝にするのが一番効果的なのです．

「あ」脂の摂り過ぎに気をつけよう

　人間より体温の高い動物（**表16**）の脂（肉に含まれる脂）は人間の体の中で冷えて固まります．脂の摂り過ぎ，食べ過ぎに気をつけよう．

「さ」最初は野菜や海藻から食べよう（表17）

　これには次の3つの予防につながる理由があります（**図54**）．

1．食べ過ぎの予防

　最初に野菜や海藻といった食物繊維を食べることで満足感が得られ，よく噛

▶内臓脂肪を減らすには…
- **あ** 脂の摂り過ぎに気をつけよう
- **さ** 最初は野菜や海藻から食べよう
- **は** 腹八分でごちそうさま
- **か** 間食はしない
- **け** 欠食しないで1日3食
- **よ** よく噛んでゆっくり食べよう
- **う** 運動しよう

図53　内臓脂肪を減らすには「あさはかけよう」
（ポートスクエア歯科クリニック）

最初は野菜や海藻から食べよう
3つの予防
食べ過ぎの予防
血糖値の急上昇を予防
脂の吸収を予防

図54　3つの予防

表16　動物は人より体温が高い！

人	36.0℃	ヤギ	39.0℃
馬	37.5℃	羊	39.0℃
牛	38.5℃	うさぎ	39.5℃
豚	39.0℃	鶏	42.0℃

（農林水産省：北陸農政局キッズページより）

表17　野菜や海藻など食物繊維を多く含む食材

野菜…人参，ごぼう，ほうれん草，ブロッコリーなど
海藻…ひじき，わかめ，こんぶなど
豆類…大豆，豆腐，小豆，そら豆など
きのこ類…椎茸，しめじ，えのき茸など

むことで脳の満腹中枢を刺激し，食べ過ぎを予防します．

2．血糖値の急上昇を予防

　人はお腹がすくと食事のスピードが速くなります．そして，白いご飯やパンなどの炭水化物（つまり糖質）を急いで食べて満腹感を得ようとします．つまり，空腹時の低血糖が急速に高血糖になってしまうのです．糖質は同じエネルギー源でも脂質やタンパク質と比べるとすばやくエネルギーとして使えるといった特徴があります．ですから糖質を摂っていればエネルギーは満たされるのです．女性なら空腹時にチョコレートや甘いお菓子を食べる方が多いと思いますが，このような食べ方は血糖値を急上昇させてしまいます．これは体にものすごく悪い食べ方なのです．

　血糖が急上昇すると，それを急いで下げようと膵臓からインスリンが大量に放出されます．人間の体の中で一番衰えやすいホルモンがインスリンだといわれています．このインスリンをいかに有効に無駄に使わないような食事の仕方を工夫していくかどうかで老化の進行状況も変わってきます．毎日毎食，血糖値を急上昇させ，インスリンを大量に使うような食事の仕方をしていればいずれインスリンは衰えて働きが悪くなります．つまりこれが，糖尿病の始まりです．

　このようなことから食事は最初に野菜や海藻といったものから食べると血糖値の上がり方も緩やかで，インスリンの量も少量で済み，体にもよいのです．インスリンの無駄使いはやめましょう．

1．患者さんの生活背景・生活習慣を知ろう

3. 脂の吸収を予防

最初に野菜や海藻といった食物繊維を食べておくと食物繊維がその後に入ってくる動物性の脂分を体の中で待ち構えて，入ってきたときにその脂を包み込んで体に吸収されないように外に排出してくれるという役目をしてくれます．

コース料理を思い出してみてください．最初にサラダなど前菜が出てきて最後にメイン料理が出てきます．あれは非常に利にかなった食べ方なのです．

「は」腹八分でごちそうさま

お腹一杯になるまで食べてしまうと次の食事までにお腹がすきません．エネルギーが余ってしまうのです．でも，時間だからとつい食べてしまうので，余ったエネルギーが中性脂肪となって蓄積されてしまいます．

ですから少し物足りない腹八分にして次の食事までに食べたエネルギーを使い切るようにすることが大事です．

「か」間食はしない

食事をするとその直後から血糖値が上がりますが，インスリンが働き，食後約2時間で食事をする前の元の血糖値に戻ります．ところがそこで間食をするとせっかく下がった血糖値がまた上がり，無駄なインスリンを使ってしまいます．

「け」欠食しないで1日3食

欠食すると食事と食事の間の時間が長くなり，体が一時的に飢餓状態になります．そして次にいつ体に食べ物が入ってくるかわからないので，体は食べた物をエネルギーとして蓄えておこうと働きます．つまり，体を省エネ状態にして，基礎代謝量を下げてしまうのです．その結果，エネルギーを溜め込みやすい太りやすい体質になってしまうのです．ダイエットをしている方で，あまり食べていないのに痩せない…という方は，このように体が省エネ状態になっているのです．1日の食事の回数が少ないほど，太りやすくなります．

「よ」よく噛んでゆっくり食べよう

1口の量を少なくして1口30回を目標に，よく噛んで食べると脳の満腹中枢が刺激され，食べ過ぎを予防します．

「う」運動しよう

内臓脂肪はつきやすく落としやすいといわれています．1日20分〜30分の有酸素運動*を習慣にして少しずつできることから始めましょう．

*体内の糖質や脂肪を酸素によってエネルギーに変える規則的な繰り返しのある比較的軽い運動のこと．ジョギング，ウォーキング，エアロビクス，水泳，サイクリングなど．

2) 患者さんの年齢と個々に合わせた具体的な動機づけと指導方法

17歳の女性の高精度体成分分析結果（図55）

　BMI，骨格筋の量，除脂肪量，部位別筋肉バランス等，年齢を見ていなかったら高齢者の低栄養の方と間違えてしまいます．このような若い女性のやせ過ぎが現在，非常に問題になっています（**図56**）．この若い女性たちの低体重は過度なダイエットによる場合が多く，間違った情報や知識に基づいて行われ，健康面を害しているケースも少なくありません．

　スポーツ医学で有名な目崎　登先生が女性アスリートを対象に体脂肪率と月経異常との関連を調査しました．その結果，規則正しい月経には22％の体脂肪率が必要で，15％を切ると月経異常が確実に増加し，10％以下になると完

図55　17歳の女性の高精度体成分分析結果

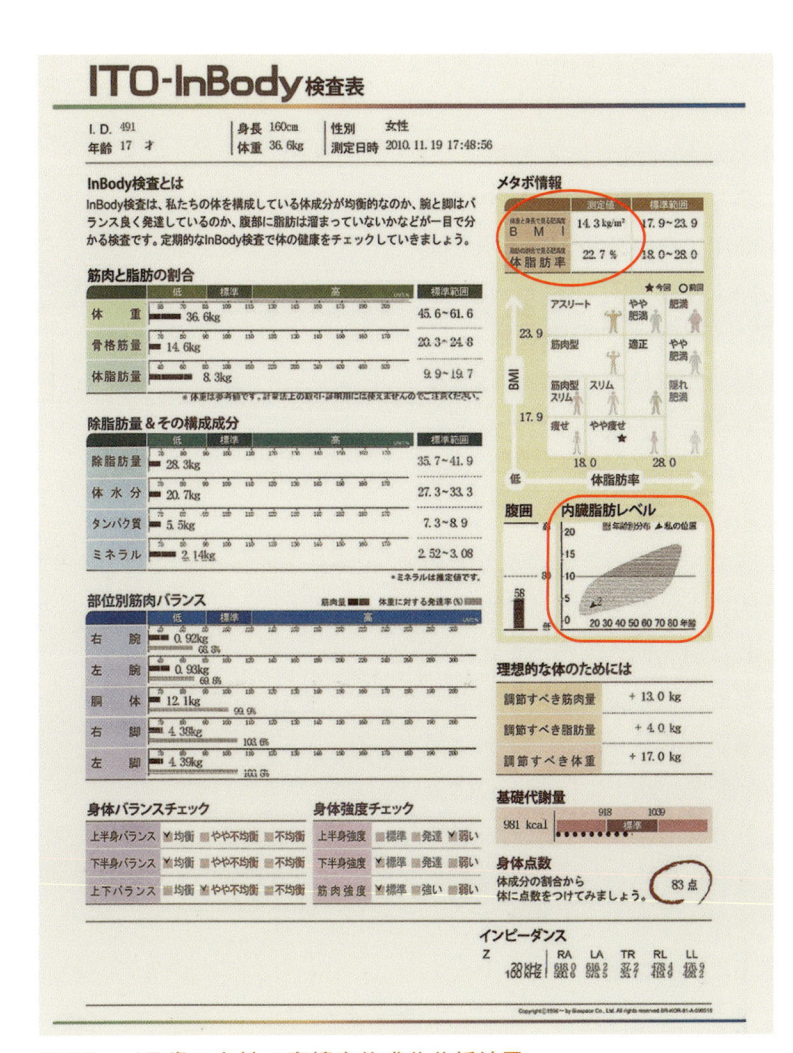

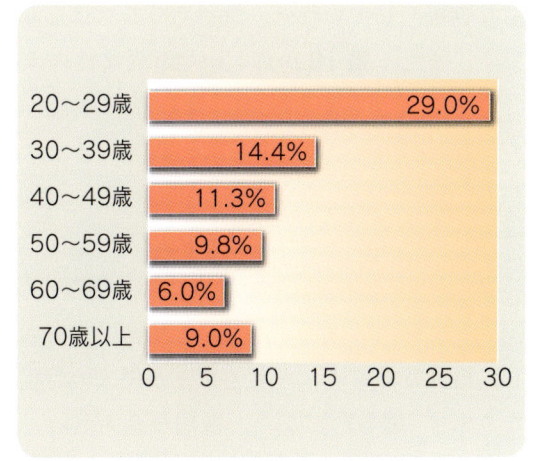

図56　BMI 18.5未満（やせ）の女性
（厚生労働省「国民健康・栄養調査」平成22年）

表18　体脂肪率と月経異常

規則正しい月経	体脂肪率	22%
月経異常の増加	体脂肪率	15%
無月経	体脂肪率	10%以下

（スポーツ医学　目崎 登先生による女性アスリートの体脂肪率と月経異常との関連の調査結果）

4. 患者さんの生活背景・生活習慣を知ろう

表19　男女別・年齢階層別にみた栄養素等の摂取状況（1人1日あたり平均）

年齢（歳）	エネルギー摂取量(kcal) 男性	エネルギー摂取量(kcal) 女性	カルシウム摂取量(mg) 男性	カルシウム摂取量(mg) 女性	鉄摂取量(mg) 男性	鉄摂取量(mg) 女性
7～14	2,040	1,817	673	617	7.0	6.4
15～19	2,555	1,829	531	452	7.9	6.7
20～29	2,119	1,612	452	407	7.4	6.2
30～39	2,116	1,655	444	450	7.5	7.0
40～49	2,113	1,687	430	453	8.2	7.3
50～59	2,179	1,728	512	515	8.5	7.9
60～69	2,143	1,732	561	555	8.9	8.3
70以上	1,898	1,585	551	538	8.9	7.8

〔資料：厚生労働省「国民健康・栄養調査」平成22年〕

全な無月経になると報告しています（**表18**）．このように，体脂肪と卵巣機能は密接な関係にあることがわかります．

　ある調査によると，ダイエットをしている人の脂質によるエネルギー比率は高く，米類や野菜類の摂取量が少なくなっているという結果も出ています．そんな食事をしていれば，栄養バランスは崩れ，不足する栄養素も出てきて当然です．また，**表19**から15～29歳女性のカルシウム摂取量も特に少なくなっていることがわかります．骨の形成は10代後半にほぼ完成し，その後は20～30代をピークに減少しはじめていきます．しかし，10代後半から20代にかけてのカルシウム摂取量が少ないと，普通は中高年になってかかる骨粗鬆症に若い年齢でかかる危険性が高いと指摘する人もいます．

　日本産科婦人科学会の調査でも，骨量は初経後2年くらいで急激に増加し，閉経後に低下するとされています．ですから，思春期に骨量をできるだけ高くし，最大骨量を上げておくことが将来の骨粗鬆症を予防する大きなポイントとなります（**図57**）．また，極端な低体重は，生理不順や不妊症になったり，低体重児の出産など，体や心にいろいろな悪影響をもたらします．

　やせた状態での妊娠は多くがすでに低栄養の状態です．この低栄養素の子宮内環境が胎児の発育に大きな影響を与えることも明らかになってきました．

　これが「成人病胎児期発症説」です（**図58**）．これは胎児期の栄養不足によって小さく生まれた赤ちゃんは，大人になってから高血圧や心臓病，糖尿病などのリスクが高くなる，というものです．これは英国サウザンプトン大学医学部のバーカー教授が20年ほど前から提唱しはじめた説で，欧米では数々の研究や疫学調査が大規模に行われ，現在では定説となりつつあります．栄養不足にさらされた胎児は取り込んだ栄養を節約して使うように体内の代謝系を変えてしまうのです．そのため成人病などを起こしやすい体質をもって一生を過ごすことになるというものです．やせ過ぎが自分の健康に問題を起こすだけでなく次世代を担う子供たちにも重大な影響を与えてしまうことを考えていかなくてはなりません．

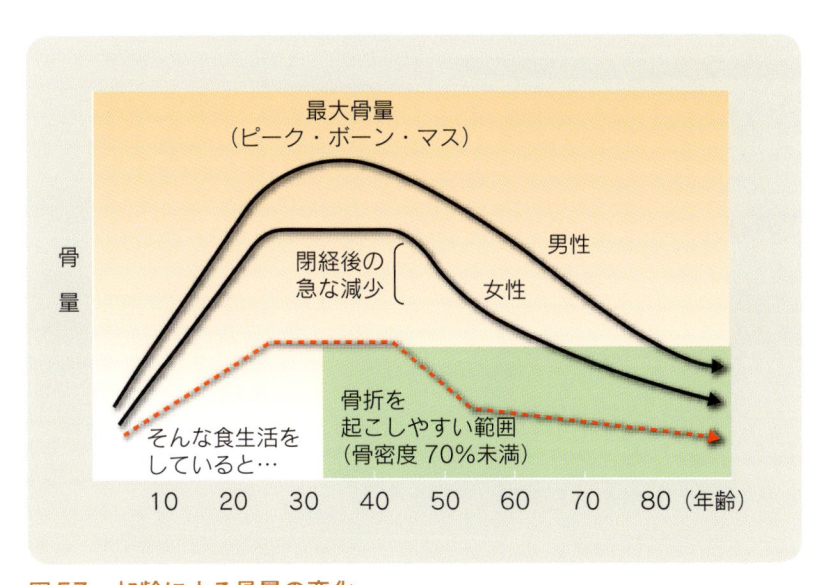

図57　加齢による骨量の変化
（黒川清・松本俊夫「骨粗鬆症正しい知識と予防」日本メディカル，1995より改変）

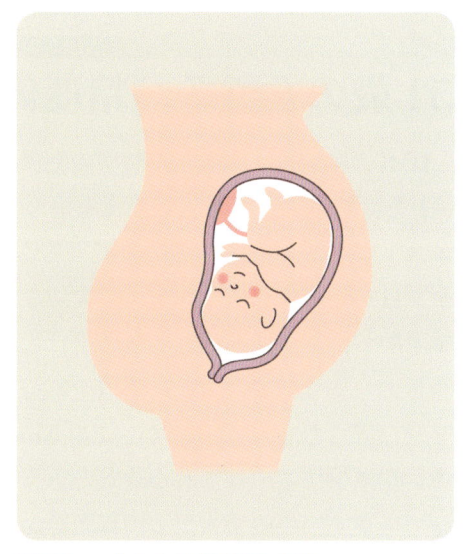

図58　成人病胎児期発症説
胎児期の栄養不足によって，小さく生まれた赤ちゃんは大人になってから高血圧や心臓病，糖尿病などの成人病のリスクが高くなる．（英国サウザンプトン大学医学部　バーカー教授提唱）

このような，やせ過ぎの若い女性には無理なダイエットによる体への影響をしっかりと説明し，栄養指導を行うことが大切です．

51歳の女性の高精度体成分分析結果（図59）

　BMIは肥満度1，内臓脂肪型の肥満を呈した女性です．女性は更年期（閉経後）を境に体にさまざまな異変を生じます．これは女性ホルモンの1つであるエストロゲンの分泌が減少してくることと関係しています（図60）．エストロゲンは女性の体においてとても大切な働きをしています．骨量を保ち骨粗鬆症を予防したり，血液中の脂質を下げる働きなどがあります．そして内臓脂肪をつきにくくし，女性らしい体型を維持します．このように女性の体は女性ホルモンに守られているのです．この51歳の女性は，閉経したばかりで女性ホルモンが減少するのはこれからだというのに，もうすでに大量の内臓脂肪が蓄積しています．このままだと内臓脂肪から分泌される生理活性物質によってさまざまな病気が起こる危険性が非常に高いのです．そのことをしっかりと説明して生活習慣改善のための動機づけを行うことが大切です．

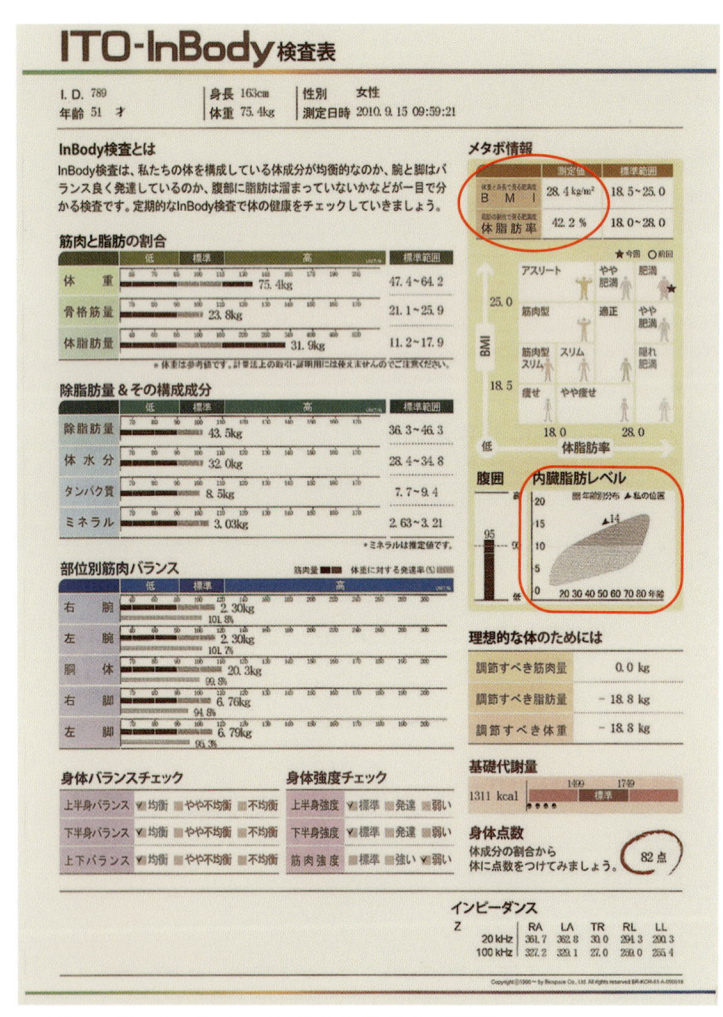

図59　51歳の女性の高精度体成分分析結果

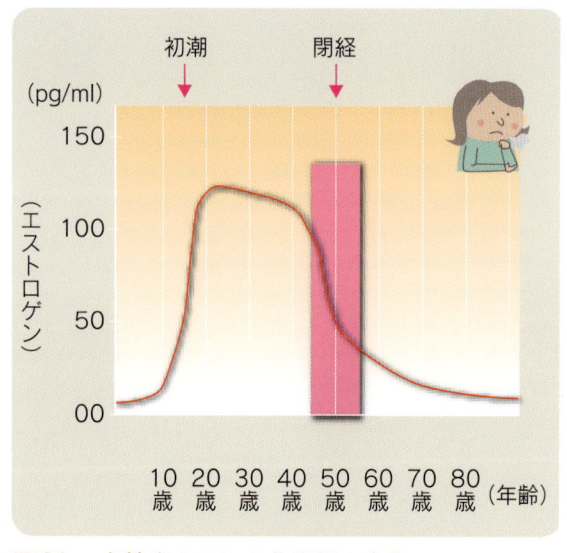

図60　女性ホルモンの分泌量の変化
(Self doctor.net plus キレイLAND「女性のからだのはなし」より)

5 骨粗鬆症を知ろう

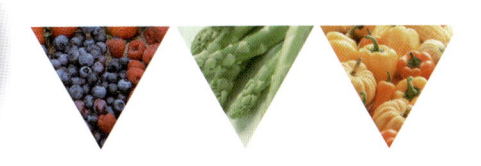

　介護が必要となった主な原因の第5位が転倒による骨折です(**図61**)．これは，骨粗鬆症によって起こるリスクが高まります．骨粗鬆症は骨の量が減ってスカスカになった結果，骨がもろくなってしまう病気です．骨量は健康な人でも加齢とともに減少しますが，同年齢の人より骨量が減り，骨の密度が著しく減少した状態を骨粗鬆症といいます．骨や歯をつくるカルシウムはミネラルのなかで最も多く体内に含まれている栄養素で，体重の1.5〜2.0％を占めています．カルシウムの99％は貯蔵カルシウムとして骨や歯などの硬組織に，残りの1％が機能カルシウムとして血液や体液中に存在しています．血液中のカルシウムが不足すると，骨に緊急指令が出されてカルシウムが放出されますが，不足が長く続くと骨量が徐々に減少していき，骨粗鬆症を引き起こします．また，骨は破骨細胞が古い骨を壊し（骨吸収），骨芽細胞が新しい骨をつくる（骨形成）という代謝を繰り返しています．この2つの細胞がバランスよく働くことで，つねに丈夫な骨を保つことができるのです．厚生労働省によると，日本国内の骨粗鬆症人口は高齢女性を中心に年々増加しており，推計約1,100万人とされています．高齢化によって今後さらに増えると予測されています．

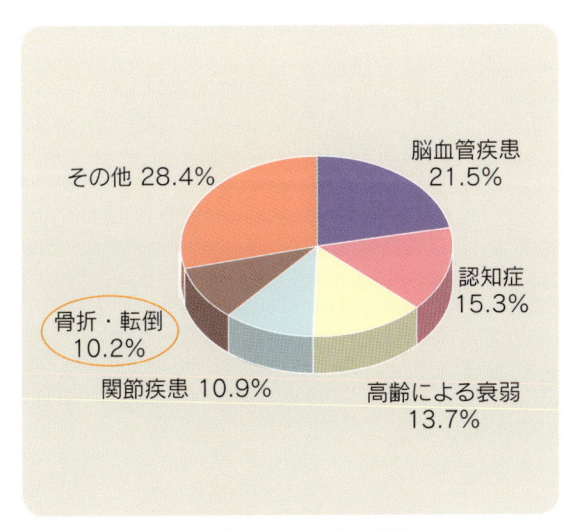

図61　介護が必要となった主な原因
（厚生労働省：平成22年国民生活基礎調査の概況より）

- その他 28.4%
- 脳血管疾患 21.5%
- 認知症 15.3%
- 高齢による衰弱 13.7%
- 関節疾患 10.9%
- 骨折・転倒 10.2%

▶大腿骨頸部骨折　（入院治療を必要とする骨折では最も多い）
▶橈骨遠位端骨折　（手首の親指側）
▶上腕骨近位端骨折　（肩関節）
▶脊椎椎体圧迫骨折　（背中が曲がっている人）

図62　高齢者に起きやすい4大骨折
（富士武史監修：ここがポイント　整形外科疾患の理学療法，金原出版，2006より）

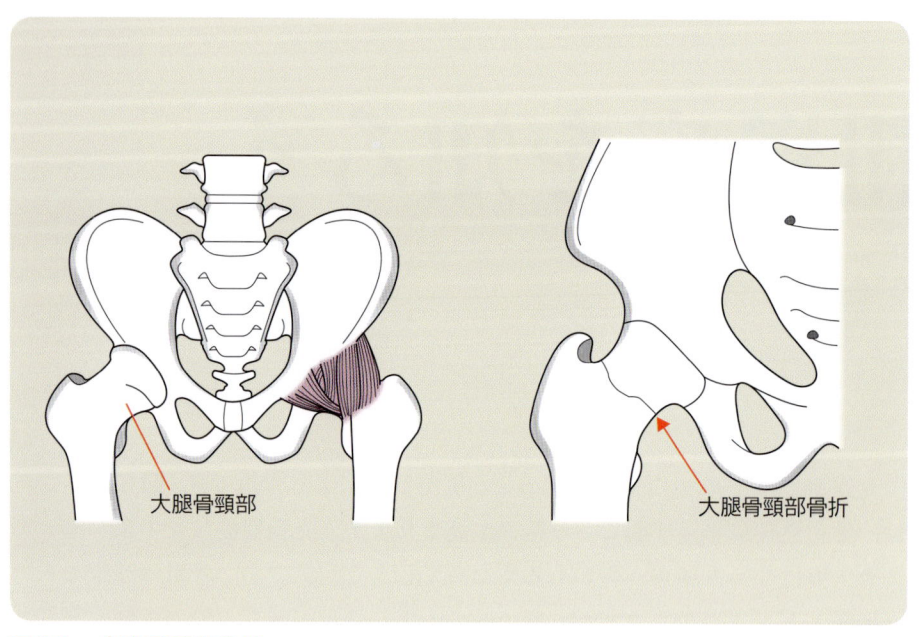

図63　大腿骨頸部骨折

　また骨粗鬆症はホルモンの分泌バランスが変化する更年期以降の女性に多くみられ，50歳以上で約25％，70歳以上で約50％，男性では80歳後半で約50％が骨粗鬆症であるといわれています．骨粗鬆症は要介護になるリスクを高めます．
　高齢者に起きやすい4大骨折は，大腿骨頸部骨折，橈骨遠位端骨折，上腕骨近位端骨折，脊椎椎体圧迫骨折です（図62）．橈骨遠位端骨折（手首の親指側）と上腕骨近位端骨折（肩関節）は転んだときに手をついて骨折するケースが多いようです．脊椎椎体圧迫骨折は，背骨に圧力がかかって徐々に縮み，やがて腰や背が曲がって圧迫骨折を起こします．初期は背骨や腰に慢性的な鈍い痛みを感じ，やがて体の重みで骨が変形し，それが周りの神経に触れるため，刺すような痛みを感じます．痛みを伴わずにいつの間にか骨折する方も多いといいます．圧迫骨折は背中が丸くなり，内臓が圧迫されるために消化不良や便秘になったり，食べた物が食道に逆流しやすくなり胸焼けを起こしたりします．生活動作や可動領域も狭めるために筋力の低下を招きます．また，体の重心が変わるためにバランスを崩し，転びやすく，ますます骨折のリスクを高めてしまいます．昔より身長が3cm以上低くなっている方は脊椎椎体圧迫骨折を起こしている可能性がありますので一度，骨密度を計測することをお勧めします．
　入院治療が必要となる骨折で最も多いのが大腿骨頸部骨折ですが，大腿骨頸部とは足の付け根，つまり股関節のことをいいます（図63）．この股関節にはものすごく力の負荷がかかります（図64）．通常の歩行で体重の3〜4.5倍，階段の上り下りにおいては体重の6.2〜8.7倍の負荷がかかるそうです．しかし，股関節自体を鍛えることはできません．股関節の機能をいつまでも維持できるように守ってあげることが大切なのです．それは股関節の周りの筋肉の

通常の歩行	体重の3〜4.5倍
ジョギング	体重の4〜5倍
階段の上り下り	体重の6.2〜8.7倍
立っているだけ	体重の0.6〜1

図64　股関節の負荷
(石部基実:「老けない体」は股関節で決まる!, すばる舎より)

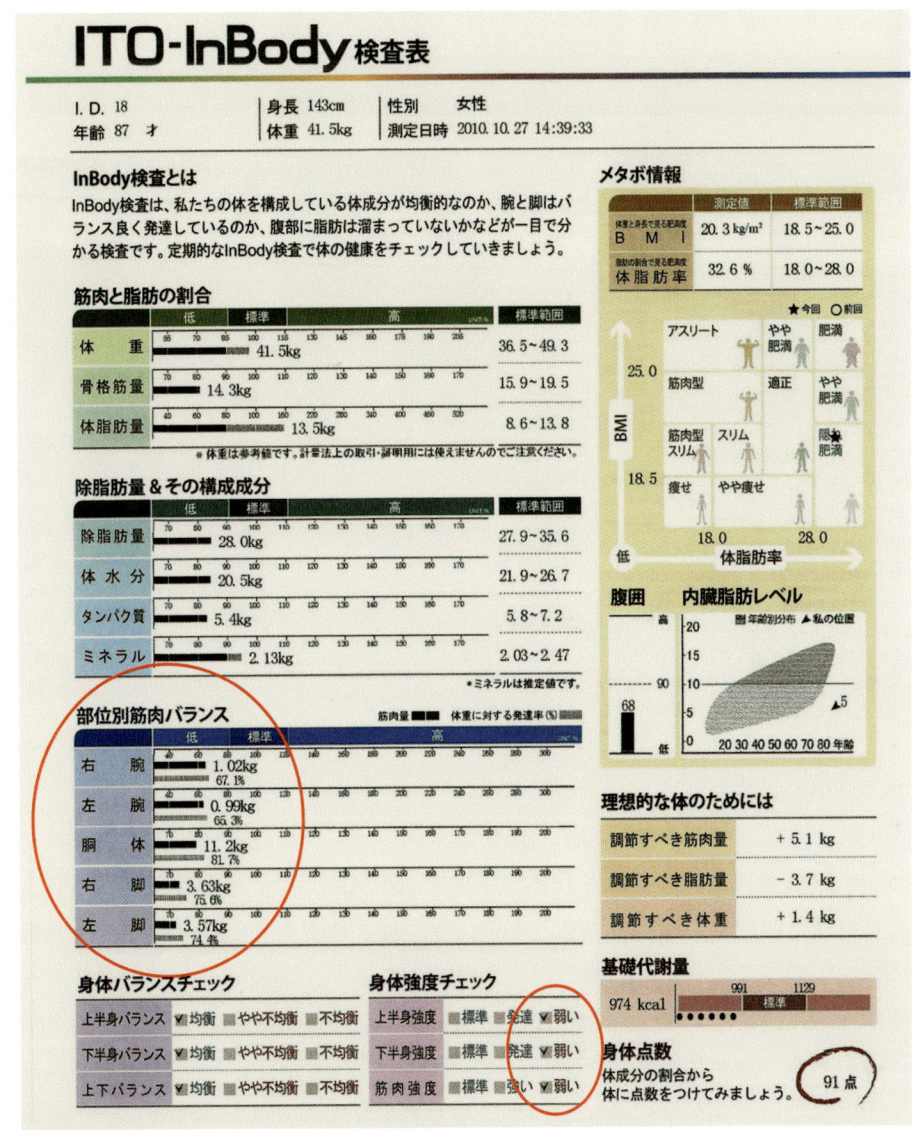

図65　87歳女性の高精度体成分分析結果
下半身の筋力が弱い.

強化，つまり，下半身の筋力の強化をしていくことが大腿骨頸部骨折を予防することにつながるのです．高精度体成分分析装置の結果から部位別筋肉バランスをみて(**図65**)，下半身の筋力が弱い患者さんには「このままでいると，だんだんとすり足になってちょっとした段差にもつまずきやすくなって転倒して

5. 骨粗鬆症を知ろう　59

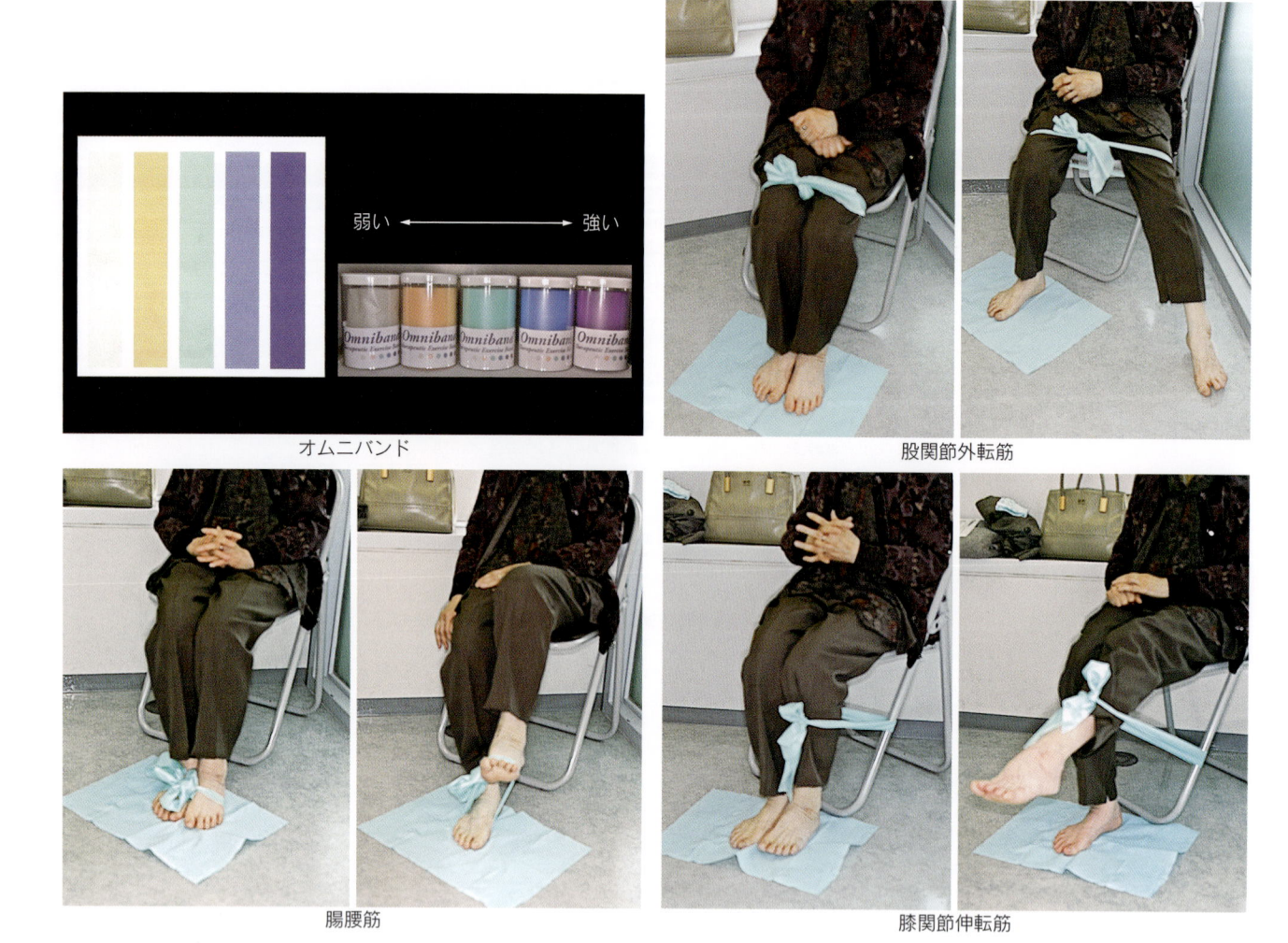

図66　転倒予防のためのトレーニング

骨折してしまうのですよ」などと言って，ゴムバンドを使った転倒予防のためのトレーニングなどの指導を行っています（**図66**）．対象となる筋肉は，股関節外転筋と腸腰筋，膝関節伸展筋の3つで，まず股関節外転筋は股関節を外側に動かす筋肉で歩行時の骨盤の固定の役割をします．腸腰筋は腰椎と大腿骨を結ぶ筋肉で主に股関節を屈曲させる働きをするため，この筋力が低下すると歩行時のふらつきや階段の上り下りなどに支障をきたします．膝関節伸展筋は膝を伸ばす筋肉で高齢者に多い膝の痛みにも効果があります．**図66**に示すようにゴムバンドを使い，筋力を上げることで転倒しない，また転倒した際にも反応しやすい体づくりのための指導を行っています．ただ，患者さんの反応をみていると，筋力の低下が骨粗鬆症の進行を早め，それが将来的に寝たきりにつながるかも知れないといった危機感をあまり感じず，体成分分析だけでは患者さんの生活習慣を変えるだけの動機づけや説得力にいまいちインパクトが欠けているような気がしていました．

　高齢者が骨折した場合，子供の骨折とは違い，骨のリモデリング（骨が生理

的に適合する形態を新たにつくっていく能力）が低下しているため，治癒するのに長期に及ぶ時間が必要となります．大腿骨頸部骨折の治療の基本は手術なのですが，手術に耐えるだけの体力がないなどの理由でやむなく手術を行わない保存療法となった場合，骨折が治るまで歩くことができず，安静にしていなければなりません．高齢の方が骨折が治るまでの期間，絶対安静の状態でベッドの上で過ごしたら一体どうなってしまうのか，国立長寿医療研究センターのデータによると，1週間で10％〜15％，2週間で20％の筋力の低下が起こると報告されています．これが数カ月にも及べば，たとえその後に骨折が治ったとしても，もう二度と自力で歩くことが困難になり，そのまま車いすや寝たきりになってしまうのです．本人の「絶対に歩きたい…元の生活に戻りたい…」という強い意志や希望がなければリハビリにも挫折してしまいます．そして，生きる気力さえも失ってしまうのです．そのため大腿骨頸部骨折手術後の死亡率は，1年で10〜13％，2年で25％，5年で50％に達しています．

このように要介護状態（寝たきり）という極めて深刻な問題を引き起こしてしまう高齢者の骨折は早い時期からの骨粗鬆症に対する認識や，予防が大切なのです．

★自分の体の骨密度を知っていますか？

多くの人が強い関心を示している骨粗鬆症ですが，検査を受けたことがなく，自分の骨密度の状態を知らない患者さんが多いのが現実です．また，食生活を含めた生活習慣の改善により，骨粗鬆症が予防できるということも意外と知らないものです（**表20**）．

当クリニックでは，超音波骨密度測定システムを導入し（**図67**），患者さんの骨密度を測定し，自分の骨密度をしっかりと把握していただき，骨粗鬆症予防のためのアドバイスを行っています（**図68，69**）．

たとえば，「大豆にたくさん含まれるイソフラボンは女性ホルモンであるエストロゲンの構造によく似た物質です．したがって，更年期障害，骨粗鬆症の

表20　骨粗鬆症の危険因子

除去しえない危険因子	除去しうる危険因子
加齢	カルシウム不足
性（女性）	ビタミンD，K不足
人種（白人＞黄色人種，黒人）	リンの過剰摂取
家族歴	食塩の過剰摂取
遅い初月経	極端なダイエット
早期閉経	運動不足
過去の骨折	日照不足
	喫煙
	過度の飲酒
	多量のコーヒー

食習慣や生活習慣の改善によって骨粗鬆症は予防できます．
（厚生労働省：メタボリック症候群が気になる方のための健康情報サイト）

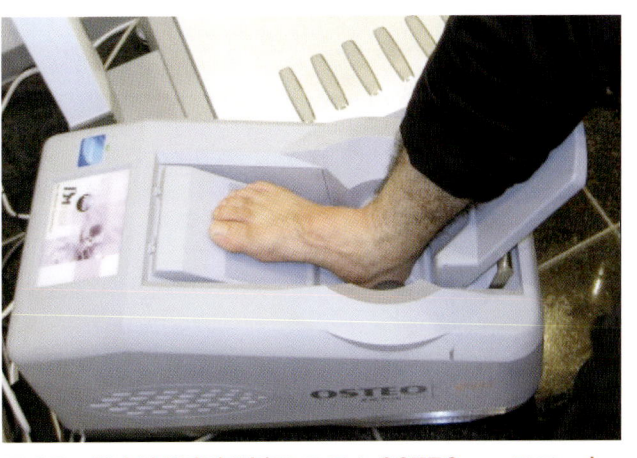

図67　超音波骨密度測定システムOSTEO proスマート

食品添加物として多用されているリンは摂り過ぎると骨から
カルシウムが放出され，骨のカルシウム量が減少します

名称	ロースハム（スライス）
原材料名	豚ロース肉・糖類（乳糖，砂糖）・卵蛋白・食塩・植物性蛋白・リン酸塩（Na）・調味料（アミノ酸）・酸化防止剤（ビタミンC）・発色剤（亜硝酸Na）・コチニール色素・香料

名称	ポークソーセージ（ウインナー）
原材料名	豚肉・糖類（水飴，砂糖）・食塩・香辛料・リン酸塩（Na）・調味料（アミノ酸）・保存料（ソルビン酸）・酸化防止剤（ビタミンC）・発色剤（亜硝酸Na）

リンとカルシウムの理想の摂取比率は1：1（平成16年度国民健康・栄養調査より）

▶実際の摂取量は…
　リン　1,013mg　　カルシウム　538mg

図68　インスタント食品や加工食品の摂り過ぎにも注意！（http://www.g-live.jp）
リン酸塩の食品添加物としての用途は，コーラなどの飲料に酸味料として，ハムなどの食肉製品に粘着剤として使われます（粘着剤は肉の風味・色・肉質・保存性を向上させます）．ハムやソーセージのほかに，菓子パン，即席麺，缶詰，冷凍食品，かまぼこ，炭酸飲料，ビスケット，クッキーなどの加工食品に含まれているものがあります．いつでも，どこでも，誰でも簡単に作れる便利な「インスタント食品」「加工食品」ですが，それらに含まれるリン酸塩（Na）を摂り過ぎると骨からカルシウムが放出され，骨のカルシウム量が減少し，骨粗鬆症の原因になってしまいます．ただし，食品添加物を気にすることも大切ですが，カルシウムの摂取量を増やすことはもっと大切です．

▶カルシウム　　小魚・乳製品・モロヘイヤ・小松菜・大豆製品など
▶マグネシウム　アーモンド・カシューナッツ・落花生・納豆・海藻類など
▶ビタミンD　　干し椎茸・キクラゲ・鮭・カレイ・あん肝・ちりめんじゃこ・サンマなど
▶ビタミンK　　納豆・ひじき・緑黄色野菜・大根の葉・かぶの葉・豆苗・海藻など
▶タンパク質　　肉・魚・卵・牛乳・大豆・豆製品など

図69　骨粗鬆症の予防の食品

　予防のために，豆腐・油揚げ・湯葉・納豆・きな粉・おから・みそなど大豆製品を摂取するよう心がけましょう」といって用紙を渡しています．また，インスタント食品や加工食品の摂り過ぎの影響や骨粗鬆症予防のための食品などの情報もお渡ししています．
　丈夫な骨をつくるための栄養素（**図70**），高齢者に起きやすい4大骨折（**図62**），各種栄養素の欠乏症とそれらの栄養素を多く含む食材（Case B参照）は指導時に患者さんにお渡ししている用紙です．

丈夫な骨をつくるための栄養素
▶骨粗鬆症予防には，摂取したカルシウムが効率よく吸収されるかどうかが大事なポイント！
　・カルシウム→骨の主成分
　・マグネシウム→カルシウムの働きをスムーズにします．
　・ビタミンD→腸管からのカルシウムの吸収を促進，日光浴をすることにより皮下でも合成されます．
　・ビタミンK→骨に効率よくカルシウムを取り込ませ骨の形成を促進
　・タンパク質→アミノ酸がカルシウムの吸収を促進
　・大豆イソフラボン→女性ホルモン（エストロゲン）に構造が似ている物質のため女性ホルモンを補います．

▶骨密度を低下させる危険因子
　・喫煙→ タバコはカルシウムの吸収を妨げたり，カルシウムの尿への排泄を促進してしまいます．骨の形成に必要なコラーゲン線維の合成も阻害します．女性では女性ホルモン（エストロゲン）の分泌を妨げてしまいます．
　・アルコール・カフェイン→アルコールやカフェインは利尿作用があり，多量に摂ると尿からのカルシウム排泄量が増えてしまいます．
　・スナック菓子・加工食品→スナック菓子や加工食品にはこれらに含まれるリンの摂り過ぎでカルシウムの吸収を悪くしたり骨のカルシウム量が減ってしまいます．
　・塩分→塩分を摂り過ぎると，塩の中のナトリウムのせいで腎臓からのカルシウムの再吸収が低くなり，カルシウムが尿の中に溶けて出ていってしまいます．

▶骨粗鬆症予防のための運動
　・歩くことはいつでもどこでもできる簡単な運動です．1日合計7,000～8,000歩以上のウォーキングをしましょう．
　・ストレッチや体操をしっかり行なってから歩きましょう．
※運動して骨に刺激を与えると骨の代謝がよくなり丈夫な骨を保つことができます．

ポートスクエア歯科クリニック

図70　骨粗鬆症の予防

骨密度の検査の結果（**図71**）はWHO（世界保健機関）が制定した診断基準からTスコア（20歳のデータに対する比較値）とZスコア（同年齢グループのデータとの比較値）を採用しています．Tスコアが−1（単位：SD）以内は正常，−1〜−2.5が骨減少傾向，−2.5以上で骨粗鬆傾向と診断されます．

図72は54歳の女性の骨密度の測定結果です．この54歳の女性はこれから女性ホルモンが減少していく年齢で，もうすでに骨減少傾向ということは，10〜20年後には骨粗鬆症になる可能性が極めて高いのです．患者さんは骨密度の測定をするのが初めてで，結果をみて大変驚かれていました．そして「何に気をつければいいの？　運動はどのくらいするのがいいの？　食事はどうしたらいい？」など，たくさんの質問をされました．運動習慣もなく，食事も食べたい物をなんとなく食べていた今までの生活を改めて見直す動機づけになったようです．

図73は83歳の女性の検査結果です．この患者さんも骨密度測定は初めてでした．Zスコアだけをみれば年相応ですが，骨粗鬆症傾向です．姿勢がよく背筋もピンと伸びているので圧迫骨折はないと思いますが，何かの拍子に転倒して骨折する可能性は高いと思われます．ウォーキングなどの運動を日常的に行い，筋力を上げ，骨の代謝を活発にすることでこれ以上の骨密度の低下を防ぐことが大切です（**図74，75**）．また，開眼片足立ちが30秒間保持できれば転倒を予防できるため，開眼片足立ち訓練を左右1分，1日3回行うことが，立位保持やバランス機能改善に有効です（**図76**）．

骨粗鬆症のほとんどは閉経や老化に伴い骨密度が低下する原発性骨粗鬆症で

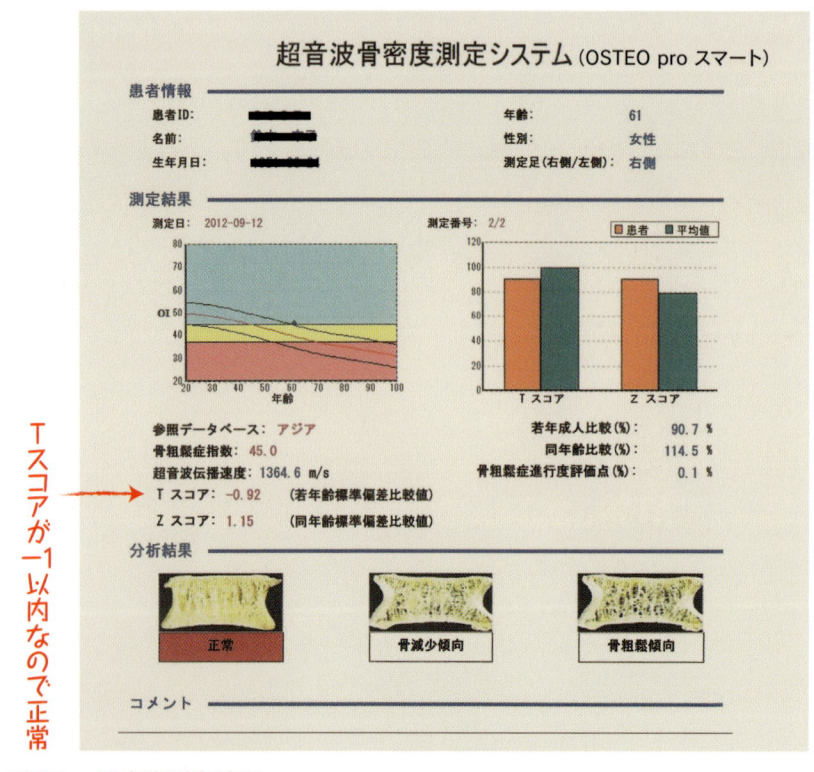

図71　骨密度測定結果

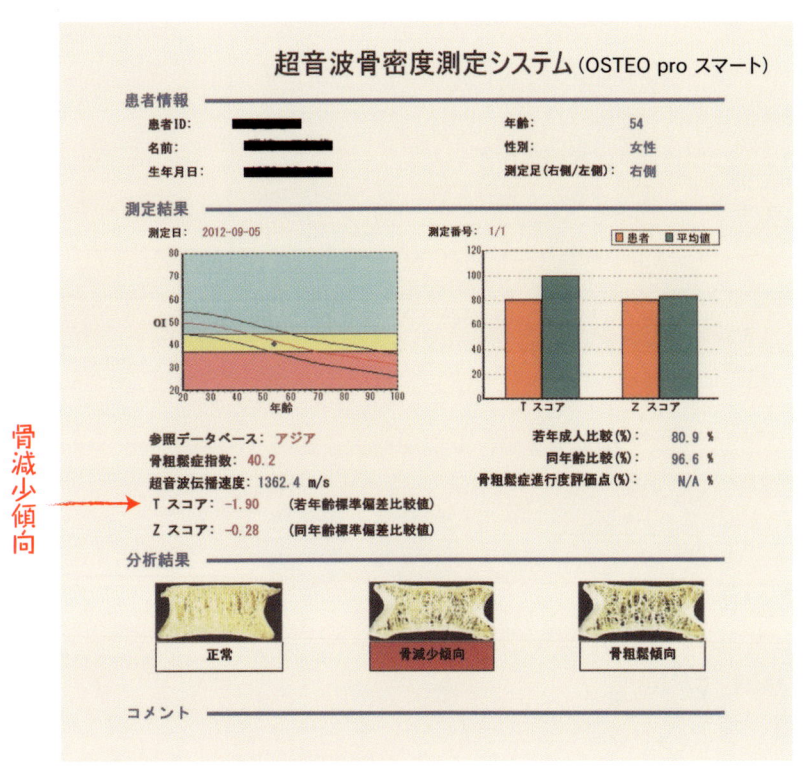

図72　54歳女性の骨密度測定結果

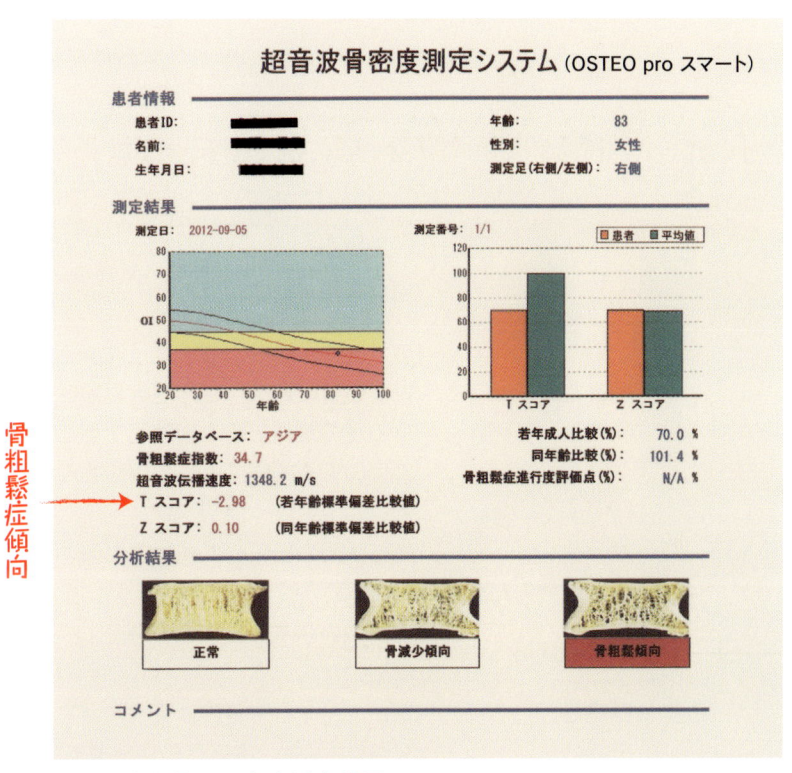

図73　83歳女性の骨密度測定結果

す（**図77，表21**）．骨密度は女性が約20歳，男性は約30歳で最大になります．その後は加齢とともに減少していくだけなのです．一生懸命努力して維持することはできたとしても残念ながら骨密度は増えることはないのです．ですから

5. 骨粗鬆症を知ろう　65

運動し，骨に刺激が加わると骨形成が活発になります．筋肉を鍛えることで転びにくくなり，結果的に骨折の予防につながります．基礎代謝量も上がり，免疫力もアップします．また運動は，脳を刺激し脳の認知機能を高める効果があることも明らかになっています．

図74　骨粗鬆症と運動

1日合計 7,000～8,000 歩以上の歩きが必要である

図75　骨折や寝たきりの予防のための運動とは
（東京都健康長寿医療センター研究所老化制御研究チーム：高齢者の身体活動と運動器．老人研NEWS No.236, 2010.1）

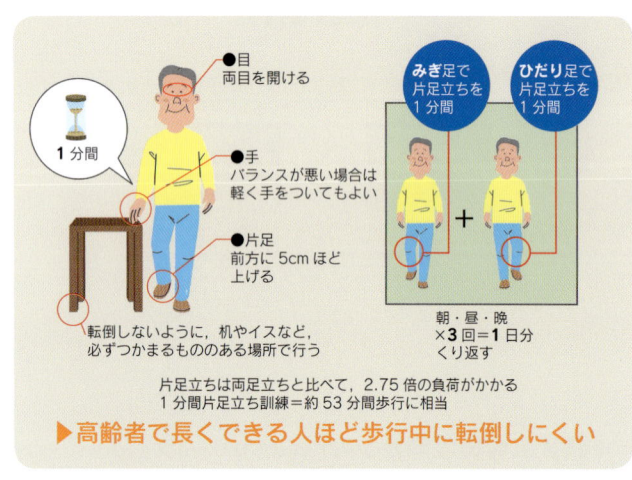

図76　開眼片足立ち（立位保持，バランス機能）
（阪本桂三：厚生労働省，2006.8.29記事　整形外科学会）

- ●原発性骨粗鬆症　閉経や老化に伴い骨密度が低下するタイプのものであり，骨粗鬆症のほとんどは原発性である
- ●続発性骨粗鬆症　なんらかの疾患のバックグラウンドの上に成り立つタイプのもの

図77　骨粗鬆症の分類

表21　骨粗鬆症の分類

原発性骨粗鬆症	退行期骨粗鬆症	閉経後骨粗鬆症	女性の閉経後は，女性ホルモンが少なくなるため骨吸収が強くなる
		老人性骨粗鬆症	加齢とともに起こり，男性・女性の両方にみられる
	特発性骨粗鬆症		妊娠性骨粗鬆症，若年性骨粗鬆症
続発性骨粗鬆症	薬剤性		ある種の薬剤を長期間使用すると起こる
	関節リウマチ		炎症のある関節の近くの骨がもろくなる．また，痛みのために運動しない（動かない）ために起こる
	糖尿病		特に1型の糖尿病で認められる
	甲状腺機能亢進症		甲状腺ホルモンの働きが過剰になり，骨吸収が強くなる
	性機能異常		両方の卵巣を手術により摘除した場合，性ホルモンが低下し，閉経後と同様の状態になる
	不動性		寝たきりなどで骨に体重をかけていない場合，骨をつくる動きが弱くなる
	その他		栄養性（偏食・嗜好品の摂り過ぎなど），先天性疾患など

（武田薬品工業：骨粗鬆症のはなしより）

若い頃の運動習慣や食事によって最大骨量を高くしておくことがその後の骨密度を左右すると言っても過言ではありません．当クリニックの60歳以上の男女74名の骨密度の測定結果にて分析結果が正常だった24名の方は全員Zス

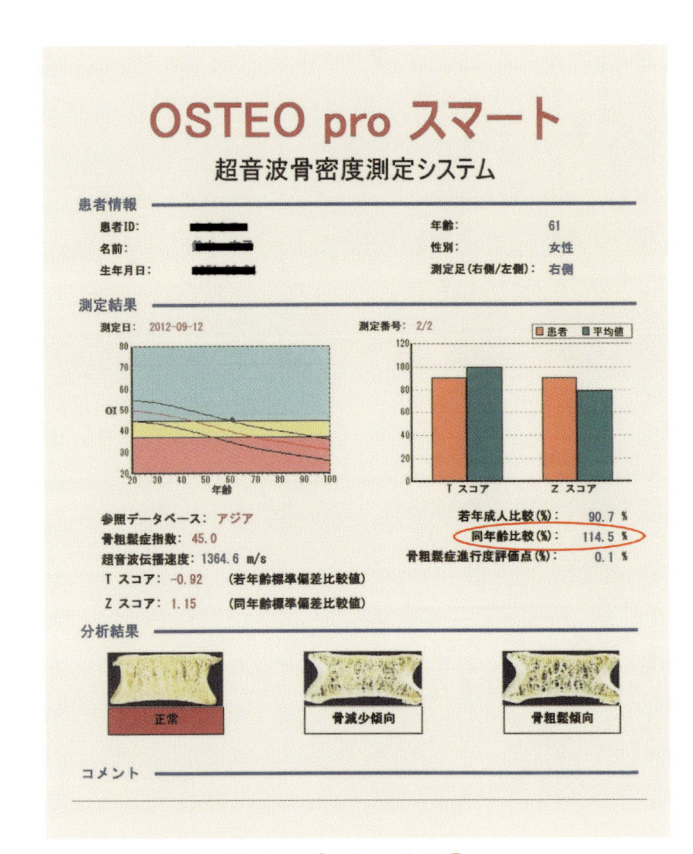

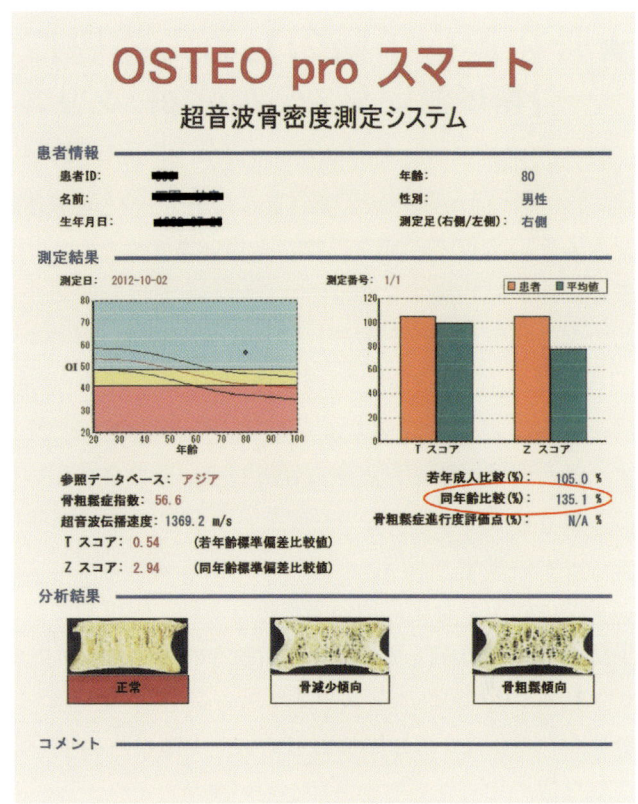

図78　骨密度測定結果が正常な症例①　　　　図79　骨密度測定結果が正常な症例②

コア（同年齢比較）が100％以上を超えています（**図78，79**）．つまり年齢の割に骨密度が高いということです．生まれもった骨質や生活習慣なども大きく影響していると思いますが，骨の密度が最大になる時期にたくさんの骨の貯蓄をしていたということです．このように若い頃の貯えが多ければ多いほど閉経や加齢などによって骨量が減少したとしても余裕が出てくるのです．実際に24名の方に若い頃の運動習慣を尋ねたところ，9割の方に野球や陸上，テニスやサッカーなどの足を使うスポーツの運動習慣があることがわかりました．このように骨量が減少しはじめるスタート地点に個人差はありますが食事や運動などの生活習慣を見直し，継続していくことで骨密度の減少を最小限に食い止めることができるのです．そのうちに…機会があれば…などと思っているだけでは何も変わらないのです．今からでも遅くはありません．

　今後ますます高齢化が進み，患者さんも高齢の方が多くなります．私たちは生活習慣病や低栄養，骨粗鬆症などさまざまな知識を身につけ，病気の予防・健康維持には第一にしっかりと食事が摂れること，そして病気になる前の予防が一番重要なのだと，伝えていくことが大切です．

　これからも，このような取り組みを行って患者さんに生きる希望，人生の目標を与えられるようなメインテナンスを続けていきたいと思います．

5．骨粗鬆症を知ろう

★骨粗鬆症予防のための指導には
──骨密度測定システムがないクリニックでも

　骨粗鬆症の予防は若い頃からの取り組みが大切です．30代〜40代の方に「学生の頃，何か運動はしていましたか？」や「何か運動していますか？」「カルシウムといえばどんな食べ物だと思いますか？」などの質問をきっかけにして骨粗鬆症という病気を知ってもらい，それは若い頃からの生活習慣によって予防できる病気なのだと理解してもらうことが大切です．

　そのほか，閉経前後（50歳前後）以上の女性や60歳以上の男性には，「骨密度を測定したことがありますか？」「介護になる原因の第5位は転倒・骨折です．骨が弱いと転んだときに骨折して，そのまま車いす生活や寝たきりになってしまうのですよ」などの話題をきっかけに骨粗鬆症についてお話していくとよいと思います．

　実際に病院で骨粗鬆症の薬を処方され，服用しているにもかかわらず，その予防については何も知らない（指導されていない）患者さんが多いのも現実です．私たちも「ビスフォスフォネート系薬剤」に関する副作用（顎骨壊死・顎骨骨髄炎）についての知識はあっても，実際にその薬を服用している患者さんの病気自体を知らない方が多いと思います．

　これは骨粗鬆症に限られた話ではありません．病気の原因はいろいろあり，すべてを理解することは難しいことですが，さまざまな知識を身につけ，咀嚼と食事，そして運動，歯の健康が全身の健康につながることを患者さんに理解していただくことが，最も大切だと思います．

　「老化は止めることはできませんが，病気は予防ができるのです」人生は一度きりです．患者さんの老いを受け止め，老いに寄り添い，「サクセスフルエイジング」のための歯科治療を目指しましょう！！

Case-A
補綴治療終了後の食生活？

患者
74歳・女性.

主訴
入れ歯が安定せず当たって痛い，噛めない.

上顎は総義歯，下顎は部分床義歯を使用していました．上顎は特に不具合などありませんが，下顎は残存歯がグラグラするせいで，入れ歯が安定せず，動くたびに当たって痛い，噛めない，下の入れ歯を安定させたい，長い間気にしていた口元の見た目の問題も解消したい…というのがこの患者さんの初診時の主訴でした．

初診時の口腔内所見

図1に初診時のX線写真を示します．

治療経過

患者さんはインプラント治療を希望されましたので，下顎前歯部に3本のミニインプラントを埋入し，オーバーデンチャーで治療が終了しました（図2）．

患者さんは下の入れ歯が安定したことで食事中の痛みもなくなったこと

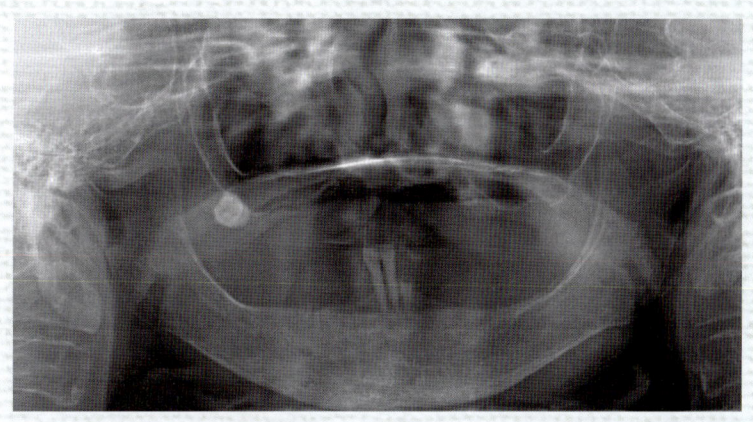

図1 初診時のX線写真

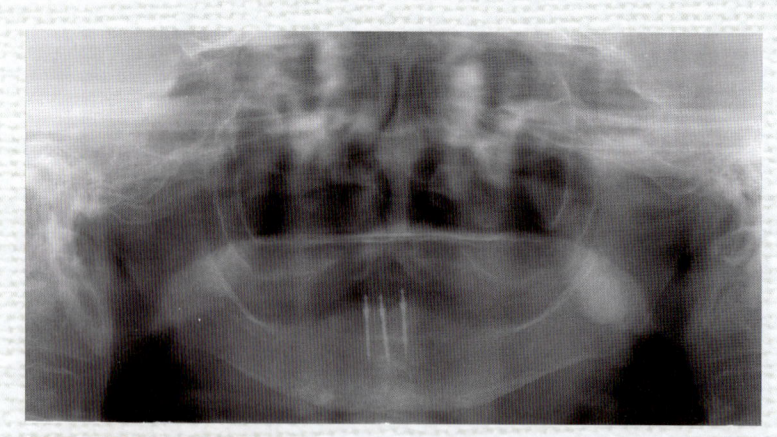

図2　術後のX線写真

と，見た目もきれいになったことで，大変満足されていました．「なんでも食べられるようになって本当によかったですね，たくさん美味しい物を食べて下さいね，あとはメインテナンスをしっかりしていきましょうね」などと声をかけてこの患者さんは定期検診に移行していきました．

患者さんは半年に一度，定期検診に来院されバイトチェックやプラークコントロールのチェックなどを受け，毎回来院されるたびに「先生のおかげで本当になんでも食べられるようになりました．ありがとうございました」と，おっしゃっていたので，なんでもしっかりと食べられているのだなと思っていました．

補綴治療はゴールではなかった

この患者さんの治療が終了して2年が経った頃，当クリニックに高精度体成分分析装置が導入されました．患者さんを測定すると，BMIは15.4とやせていて体脂肪率は13.3％と少ない，そして体脂肪量とタンパク質も極端に少ないのです（図3）．まさにPEM（Protein Energy Malnutrition）＝タンパク質とエネルギーの失調状態です．このような患者さんは客観的にみて低栄養を疑い，指導を行っていきます．また，低栄養の患者さんには体成分測定でもう一つの特徴がみられます．それは基礎代謝量が非常に高くなっているということです．普通の方で基礎代謝量が高いのは骨格筋量が多く，細胞の生まれ変わりも活発になって免疫力も向上し，病気にもなりにくいということで非常によいことですが，このように低栄養の患者さんの基礎代謝量が高いのはまた違う意味合いがあるのです．それは体のほとんどが骨と筋肉と少量の脂肪のために，ものすごく代謝がよく，たくさん食べなければどんどんやせていくという体質になっているのです．このままでいると低栄養が要介護の起因となるため，早い段階での食事指導が必要です．

現在，日本では70歳以上の6人に1人が低栄養の状態にあるといわれています．食べたい物がいつでも食べられる，食の豊かな日本において，今なぜ低栄養の人が増えているのでしょうか？　それは野菜中心のあっさりした粗食を70歳という年齢を過ぎてまで続けていることが原因なのです．つま

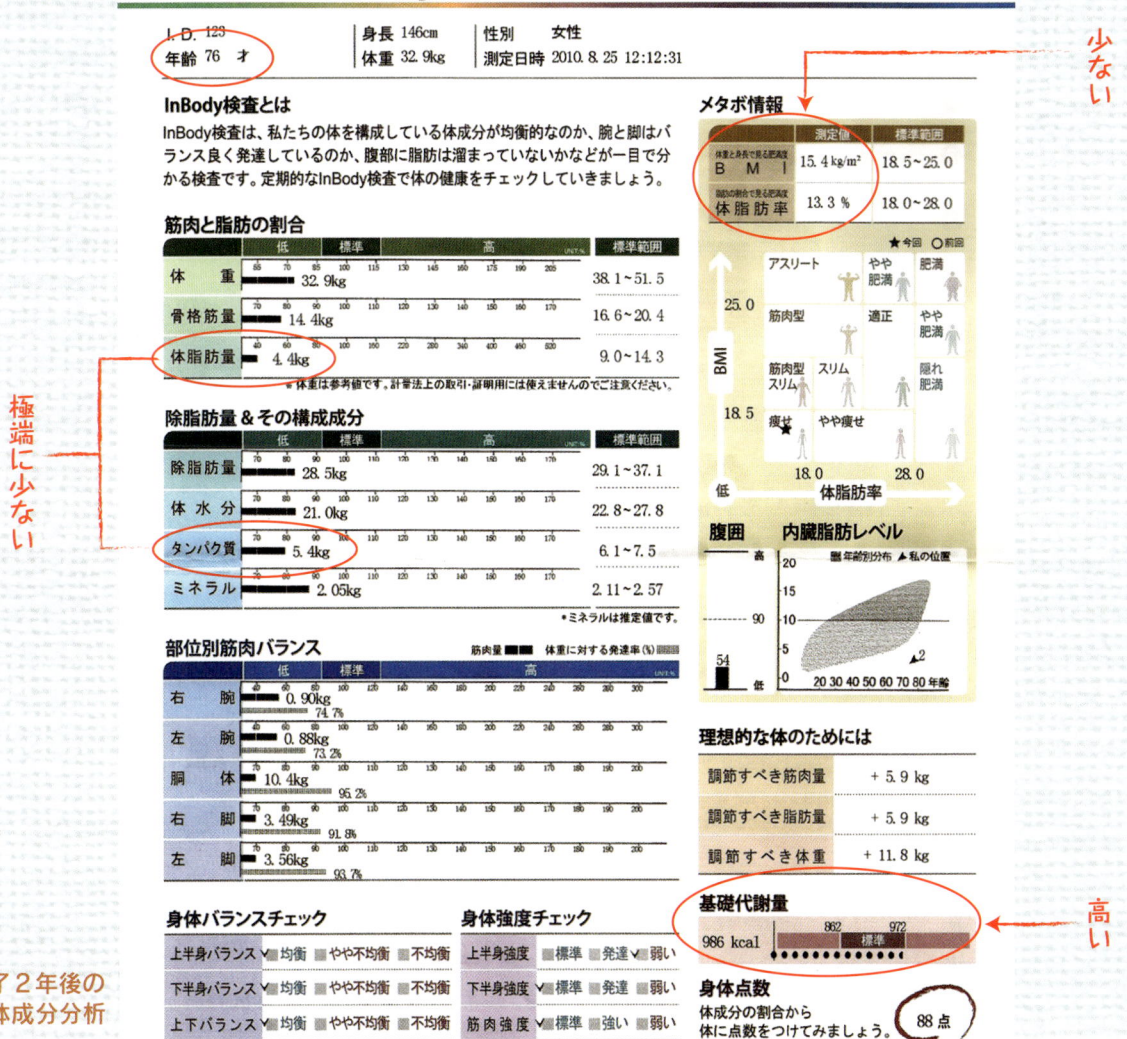

図3 治療終了2年後の高精度体成分分析結果

り，生活習慣病やメタボリックシンドロームといった病気の予防を意識した食事を高齢になってまで続けていることが原因なのです．脂は極力控え，肉より魚，洋食より和食といったあっさりとした食事は若いときだけで十分なのです．

　この患者さんには測定した当日に食生活チェック表をお渡しして毎日どのような物を食べているのかを確認させていただいたところ（図4），やはり想像していたとおりの野菜中心のあっさりした粗食になっていました．肉より魚で，肉の種類は鶏肉と豚肉といったあっさりした肉のみ，全体的にみてタンパク質の量が少なく，脂をほとんど使わない低脂肪で低カロリーの食事を摂っていることがわかりました．そして，この食生活チェック表から，さらに問題点を見つけました．まず，2日目の内容をみてみると，釜揚げしらす，半熟卵，牛乳，里いも，バナナ，桃…5日目はかれいの煮付け，ヨーグルト，さつまいも，バナナ，桃…あっさりしているとか食べている量うんぬんでは

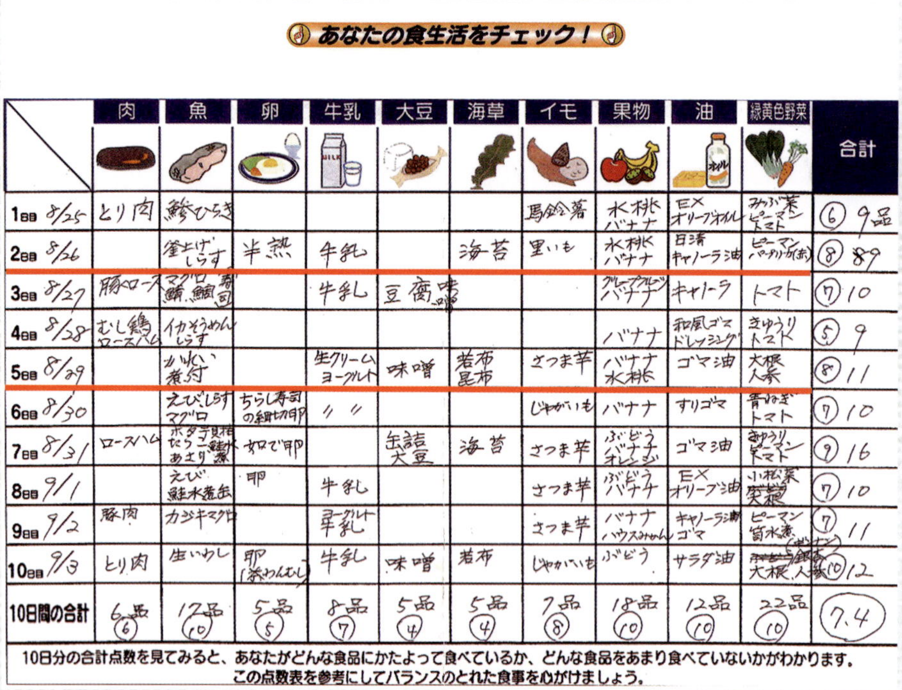

あなたの食生活をチェック！

	肉	魚	卵	牛乳	大豆	海草	イモ	果物	油	緑黄色野菜	合計
1日目 8/25	とり肉	鯵ひらき					馬鈴薯	水桃 バナナ	EX オリーブオイル	みぶ菜 ピーマン トマト	⑥ 9品
2日目 8/26		釜上げしらす	半熟	牛乳		海苔	里いも	水桃 バナナ	日清 キャノーラ油	ピーマン パプリカ(赤)	⑧ 89
3日目 8/27	豚ロース	マグロ 鯖，鯛 寿司		牛乳	豆腐 味噌			グレープフルーツ バナナ	キャノーラ	トマト	⑦ 10
4日目 8/28	むし鶏 ロースハム	イカそうめん しらす						バナナ	和風ゴマ ドレッシング	きゅうり トマト	⑤ 9
5日目 8/29		かれい 煮付		生クリーム ヨーグルト	味噌	若布 昆布	さつま芋	バナナ 水桃	ゴマ油	大根 人参	⑧ 11
6日目 8/30		えび，しらす マグロ	ちらし寿司の細切卵	〃 〃			じゃがいも	バナナ	すりゴマ	青ねぎ トマト	⑦ 10
7日目 8/31	ロースハム	ホタテ貝柱 たら 鮭水煮 あさり	茹で卵		缶詰大豆	海苔	さつま芋	ぶどう バナナ オレンジ	ゴマ油	きゅうり ピーマン トマト	⑨ 16
8日目 9/1		えび 鮭水煮缶	卵	牛乳			さつま芋	ぶどう バナナ	EX オリーブ油	小松菜	⑦ 10
9日目 9/2	豚肉	カジキマグロ		ヨーグルト 牛乳			さつま芋	バナナ ハウスみかん	キャノーラ油 ゴマ	ピーマン 筍水煮	⑦ 11
10日目 9/3	とり肉	生いわし	卵（茶わんむし）	牛乳	味噌	若布	じゃがいも	ぶどう	サラダ油	大根，人参	⑩ 12
10日間の合計	6品 ⑥	12品 ⑩	5品 ⑤	8品 ⑦	5品 ④	5品 ④	7品 ⑧	18品 ⑩	12品 ⑩	22品 ⑩	7.4

10日分の合計点数を見てみると、あなたがどんな食品にかたよって食べているか、どんな食品をあまり食べていないかがわかります。
この点数表を参考にしてバランスのとれた食事を心がけましょう。

図4　食事指導開始直後の食生活チェック表

なく，これらはすべて歯茎でつぶせる硬さだということです．このチェック表が歯の治療をする前のものであればわかりますが，この患者さんは2年も前に治療が終了しているのです．このときに今まで行ってきた歯科治療が重大なことを見落としてきたことに気づきました．患者さんは，歯を治したのに食事の内容が治療する前とまったく変わっていなかったのです．それでは治療した意味がないのです．

補綴治療後は

しっかりと噛める，咀嚼機能が回復したら，あとは何をどれだけ，どのように食べたらいいのかといった指導をして，食事の内容も変えていかなくては意味がないのです．健康にはなれないのです．

そこのところの指導がまったくできていなかったのです．特に高齢の方の低栄養は要介護の起因となるようなさまざまな問題を引き起こします．そして，自分で気がつかないうちに陥ってしまうのです．原因は歯がない，噛めないなどの身体的な理由から，独り暮らしや経済的な理由などの社会的な問題，うつ状態などの精神的な理由などさまざまなことが原因で起こります．高齢者が低栄養の状態になると，免疫力低下による疾病の悪化，疲れやすくなる，集中力がなくなる，物忘れが多くなる，運動機能の低下や意欲の低下による閉じこもりなどが起こります．そしてその予防の鍵をにぎるのが毎日の食事なのです．そのことをしっかりと説明し，食事指導を開始しました．

- 噛みごたえのある食事を心がけること．
- できるだけ和食より洋食料理を食べること．

- ▶鉄分：アサリなどの貝類，煮干し，干しえび，あゆ，イワシ丸干しなど
- ▶ビタミンA：うなぎ
- ▶ビタミンB₂：さば，ししゃも，カレイ，丸干しイワシ
- ▶ビタミンB₆：ミナミマグロ，カツオ，真イワシ，ブリ，アジ
- ▶ビタミンB₁₂：しじみ，あさり，筋子，牡蠣，ホタルイカ，はまぐり，ほっけ，さんま
- ▶ビタミンD：さけ，メカジキ，カレイ，まぐろ，ニジマス，うなぎ，さんま，サバ
- ▶ビタミンE：うなぎ，キンキ，イカ，ブリ，サケ
- ▶ナイアシン：カツオ，ミナミマグロ，丸干しイワシ，ブリ，サワラ，真イワシ

図5　魚介類の栄養素

- ▶PEM (Protein Energy Malnutrition)：タンパク質とエネルギーの失調状態
  - ・噛む力の低下
  - ・食欲の低下
  - ・唾液分泌の減少
  - ・味覚の低下
  - → 体重減少 → 免疫力・運動機能低下 → 病気・骨折 → 寝たきり
- ▶低栄養にならないための高齢者への食生活のアドバイス
  - ・1日5食や6食に分け，10食品群を摂りましょう
  - ・肉と魚の割合は1：1に．いろいろな種類を食べましょう
  - ・牛乳は1日200mL以上飲みましょう
  - ・野菜は緑黄色野菜や根菜類を積極的に摂りましょう
  - ・だしや香辛料，薬味，調味料を上手に使って食欲増進
  - ・できるだけよく噛む料理を，和洋中取り入れましょう
  - ・食欲がないときには，おかずを先に食べましょう
  - ・楽しく，わいわいと，みんなで食べれば食欲も吸収もアップ

※肉を食べると，タンパク質も脂肪（エネルギー）も一緒に摂れます．1回の食事の量が少ないため，効率よく栄養を摂るように心がけてください．

ポートスクエア歯科クリニック

図6　食生活のアドバイス

- ・1回の食事量が少ないため，1日3食では足りません．おなかがすいたらお菓子などを食べるのではなく，おやつも食事だと思って考えて食べること．
- ・食べる量が少ないので効率よく栄養を摂るために魚より肉料理を選ぶとタンパク質も脂肪も一緒に摂れるということ．肉や魚もいつも同じ種類のものばかり食べていては栄養も偏ってしまう．それぞれ栄養素が違うこと．牛肉は鉄分，豚肉はビタミンB₁，鶏肉はビタミンA，魚だってビタミンが豊富な魚もあれば鉄分が豊富な貝類などいろいろな種類をあれもこれも食べること（図5）．
- ・食欲がないときはおかずから先に食べること．

などなど…患者さんがご自宅に戻られたときにも忘れないように用紙もお渡ししています（図6）．

患者さんには月に一度来院していただき，口腔ケアのほかに食事のチェックと体成分の測定を行っていきました．2カ月後の食事チェック表は，まだそれほど変化はありませんが，若干，脂を使った料理を取り入れるようになったのかな？と感じました（図7）．体成分はそれほど変化がありません．

あなたの食生活をチェック！

	肉	魚	卵	牛乳	大豆	海草	イモ	果物	油	緑黄色野菜	合計
1日目 11/11	豚ロース 生姜焼き	子持かれい 煮付 えび		ホットミルク	味噌汁 豆腐	若布	じゃが芋	りんご, 柿, バナナ	エクストラバージンオリーブオイル	絹サヤ, 人参 ブロッコリー ほうれん草	⑨ 16
2日目 11/12	豚バラ肉	甘えび 鮭 鯛の刺身 かれい	豆腐白菜の卵とじ		味噌汁 油揚	若布 昆布		バナナ	ゴマ油 キャノーラ油	人参 玉葱 大根	⑧ 16
3日目 11/13	若どりササミ ベーコン	おでん材料 えび揚 竹わ さつま揚	おでんに卵	コーヒーに ブライト			さつま芋 (ふかし)	柿, 早生みかん, バナナ	EXバージンオリーブオイル	人参 赤パプ ブロッコリー 絹サヤ トマト	⑧ 19
4日目 11/14	若鶏照やき ハンバーグ	鮭切身		ブライト	豆腐(冷)		冷え じゃがいも	パイナップル オレンジ バナナ	サラダオイル	おくら, グリーンピース, コーン トマト	⑧ 13
5日目 11/15	豚, ちゃんこ鍋	えび団子 カニ タラ切身	鍋に生卵	ブライト	焼豆腐 味噌		じゃが芋 干いも(さつま)	りんご, みかん, バナナ	キャノーラ油 ゴマ油	白菜 人参 春菊 ねぎ トマト	⑨ 23
6日目 11/16	豚肉, 鍋残り	ほたて貝, いか えび		ブライト	焼豆腐	海苔 昆布	じゃが芋	みかん いちごオーレ バナナ	キャノーラ油 ゴマ油	南瓜 キャベツ 人参	⑨ 17
7日目 11/17		えびフライ ししゃも		コーヒーに ブライト	こんぶ豆	昆布		りんご グレープフルーツ	キャノーラ油 (フライ用)	南瓜 キャベツ	⑦ 10
8日目 11/18		えび, カニ ホタテ (釜飯)	茶碗むし 鍋 錦糸卵					バナナ 梨	ゴマ油	銀杏 ミツバ 人参 ゴボウ	⑤ 12
9日目 11/19	とりささみ	鮪サシミ ホタテ貝柱		ブライト	豆腐 ぶどう豆	昆布	じゃが芋	バナナ りんご 柿	EXバージンオリーブ油	しめじ 絹サヤ 椎茸 人参 大根	⑨ 18
10日目 11/20	若どり手羽元	はんぺん	プリン		大豆缶 枝豆塩うで	若布		バナナ 柿 マンゴー	サラダ油 バター	白菜 人参 えりんぎ 大根干し	⑧ 15
10日間の合計	⑧ 120	⑩ 26	⑤ 6	⑦ 7	⑧ 13	⑥ 8	⑥ 7	⑩ 27	⑩ 14	⑩ 41	(8.0)

10日分の合計点数を見てみると、あなたがどんな食品にかたよって食べているか、どんな食品をあまり食べていないかがわかります。
この点数表を参考にしてバランスのとれた食事を心がけましょう。

図7　2カ月後の食生活チェック表
（点数は患者さんが記入して自己評価している）

患者さんのモチベーションが下がらないように

・健康のための運動の話やゴムバンドを使った脚の筋力を強化するためのトレーニング法なども指導しました．
・筋力とタンパク質の関係など体は食事で変わるのだということを再度，説明しながら指導を続けました．

1年後の食事チェック表です（**図8，9**）．肉と魚のバランスは1：1になっています．肉の種類も初めは牛肉が嫌いだとおっしゃっていて，まったく食べていなかったのですが，現在はいろいろな料理に使っているようです．脂を使った料理を多くつくられるようになって一緒に住んでいる50代の娘さんにも「お母さん，最近，お肉料理が多いね…太っちゃう…」と言われてしまったと，うれしそうにお話してくれました．

そして，1年半後の体成分分析結果です（**図10**）．体重が2.1kg増加，体脂肪率は5.2％上昇し18.5％になり，標準範囲に入りました（**図11**）．高齢の方にとってこの体脂肪率は本当に大切なのです．そして，体脂肪量とタンパク質の量も少しずつですが増加したのです（**図12**）．1回の食事の量が少ない低栄養の方は体のバランスが変化していくのにも時間がかかります．しかし，あきらめずに根気よく1食1食の食事を大切にしていけば必ず体は変化していくのだとこの患者さんを通して切に思いました．そして，私が何よりうれしかったのは，患者さん自身がこの体の変化を本当に喜んでくれたことです．患者さんは「自分が介護になったら娘に迷惑を掛けてしまう，娘に辛い思いはさせたくない…」と私の指導を一生懸命聞いてくれました．そしてそれをきちんと実践していただけた結果だと思います．初めの頃は口数

あなたの食生活をチェック！

	肉	魚	卵	牛乳	大豆	海草	イモ	果物	油	緑黄色野菜	合計
1日目 9/4(日)	豚 冷しゃぶ	鮭切身 ちりめんじゃこ		紅茶に クリープ		若布		バナナ	キャノーラ油	レタス しめじ トマト	9
2日目 9/5	牛,豚 ハンバーグ	えび ホタテ貝柱	目玉焼 ハンバーグ添え	[illegible]	大豆缶	ひじき 昆布	じゃが芋 ハンバーグ添え	バナナ	オリーブ油 キャノーラ油	←	人参 コーン 絹サヤ
3日目 9/6	とり肉 トマト煮込み	カツオ 刺身		トマトクリームに牛乳			さつま芋	バナナ リンゴ	キャノーラ油	←	トマト しめじ えりんぎ 人参 スナックえんどう
4日目 9/7	豚 生姜焼き	鮪 ブツ丼に		コーヒーに クリープ	豆腐		さつま芋	バナナ	サラダ油 オリーブ油	←	玉葱、ピーマン パプリカ
5日目 9/8	豚 とりササミ	鯵ひらき	スクランブル	コーヒーに クリープ	大豆			バナナ、リンゴ、桃 ジュースに	キャノーラ	ふき しめじ えんどう 玉葱	13
6日目 9/9	外食 豚肉 バイキングに (八菜)	寿司各種 鮭,えび,鮪	卵料理 各種.	紅茶に クリープ	いろいろ 豆腐大豆料	ひじき料理 海苔	いも料理 も豊富(2)	バナナ メロン オレンジ	オリーブ油 ゴマ…	各種野菜 大量(5)	~~25~~ 23
7日目 9/10	豚肉 シーフードカレー	えび・イカ・ ホタテ,タラ	温泉卵	紅茶に 牛乳			じゃがいも	バナナ	キャノーラ	玉葱 人参 絹サヤ	13
8日目 9/11(日)	たらこパスタに ベーコン	えび ホタテ	マヨネーズ	紅茶に クリープ	豆腐	昆布		バナナ 巨峰	オリーブ油	きゅうり, レモン,レタス	13
9日目 9/12	豚カレー シーフード…	えびイカ ホタテタラ		コーヒー にクリープ		昆布	じゃがいも	バナナ		アボカド オクラ	~~アボカド~~ 11
10日目 9/13	豚汁 バラ肉 きのこ類と	かつおだし		紅茶に クリープ	味噌 豆腐	~~[illegible]~~	里いも こんにゃく	バナナ	いりゴマ	←	しめじ 春菊 …
10日間の合計	12	21	5	10	8	7	10	15	13	36 ~~33~~	136 ~~137~~

10日分の合計点数を見てみると、あなたがどんな食品にかたよって食べているか、どんな食品をあまり食べていないかがわかります。

図8　1年後の食生活チェック表①
(点数は患者さんが記入して自己評価している)

あなたの食生活をチェック！

	肉	魚	卵	牛乳	大豆	海草	イモ	果物	油	緑黄色野菜	合計
1日目 9/14	豚肉 (冷しゃぶ)	えび マグロブツ丼		紅茶に 生牛乳	大豆缶	昆布 海苔	じゃが芋	バナナ ハウスみかん	キャノーラ油 油揚 ゴマ	茄子 キューリ もやし レタス しめじ エリンギ	18
2日目 9/15	鶏〃 (バンバンジー)	刺身盛合せ マグロ,鯛, イカ,カツオ	目玉焼	紅茶に 牛乳	味噌			バナナ	キャノーラ	人参 もやし 玉葱	13
3日目 9/16	豚 しょうが焼	えび いわし天ぷら	冷うどん に半熟	コーヒー にブライト		昆布	さつま芋	バナナ	天ぷら油	茄子 ピーマン カボチャ	12
4日目 9/17	豚 蒸ししゃぶ	天ぷらに えび ~~[illegible]~~ ホタテ	とき卵	紅茶に 牛乳			さつま芋 じゃが芋	バナナ ハウスみかん	サラダ油 天ぷら油	茄子 … カボチャ しめじ	16
5日目 9/18	パスタに ササミ	さんま塩焼	マヨネーズ	生クリーム				バナナ ぶどう	いりゴマ EXオリーブ油	アボカド オクラ … トマト	12
6日目 9/19	豚 [illegible]カレー	えび ホタテ		コーヒーに 牛乳	味噌 焼おにぎりに		さつまいも	バナナ	オリーブ油	茄子 オクラ アボカド …	13
7日目 9/20	牛すじ 煮込み	鮭、えび イカ、ホタテ、イクラ (寿司)	玉子(寿司)	コーヒーに ブライト	大豆缶	ひじき 昆布,海苔		バナナ りんご	キャノーラ	人参 きゅうり 絹サヤ 茄子 ごぼう	20
8日目 9/21	豚 いも煮	ホタテ貝柱 鮪赤身		紅茶に ブライト		昆布	里芋 こんにゃく	バナナ りんご 巨峰	キャノーラ	人参 えんどう 筍 ごぼう	15
9日目 9/22	牛鍋に	台湾 鮭切身	玉子 マヨネーズ	紅茶に ブライト	豆腐(焼)	昆布	台湾 さつま芋	バナナ リンゴ	キャノーラ	玉葱 ごぼう ねぎ	14
10日目 9/23	若どり むね肉	かれい 煮付 カマボコ(…)		紅茶に 牛乳		昆布		バナナ	ゴマ油 サラダ油	… 玉葱 しめじ えりんぎ 人参	14
10日間の合計	18	23	7	10	5	9	9	17	14	43 ~~44~~	147

10日分の合計点数を見てみると、あなたがどんな食品にかたよって食べているか、どんな食品をあまり食べていないかがわかります。
この点数表を参考にしてバランスのとれた食事を心がけましょう。

図9　1年後の食生活チェック表②
(点数は患者さんが記入して自己評価している)

も少なく，笑顔などまったく見せなかった患者さんですが，今では「月に一度，体の測定をしていろいろな話を聞いたり，聞いてもらったりするのが楽しみで本当にありがたいです．ここに来ると元気が出ます」とおっしゃって

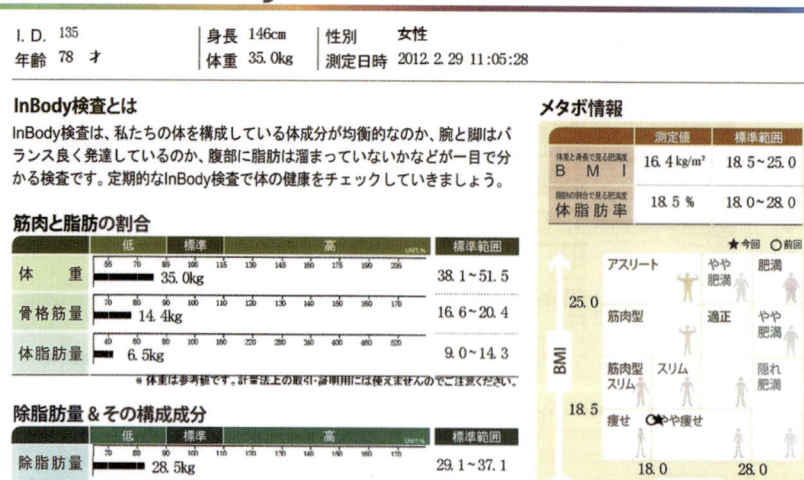

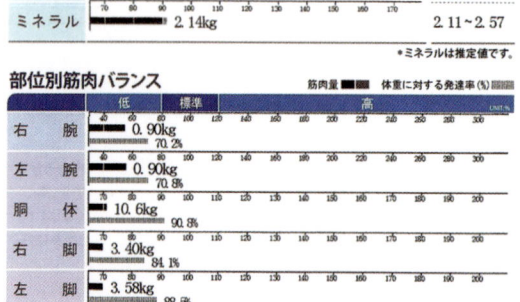

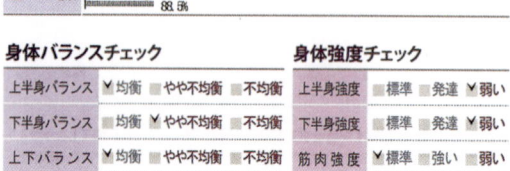

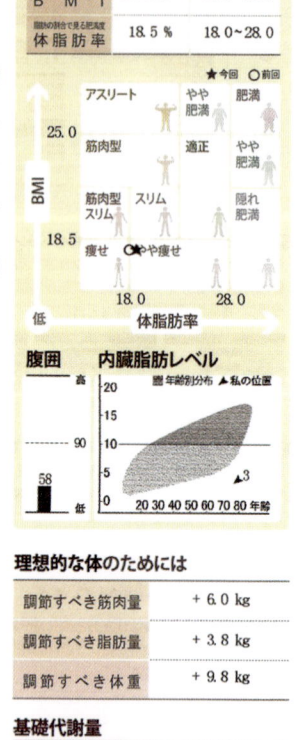

図10 食事指導開始1年半後の高精度体成分分析結果

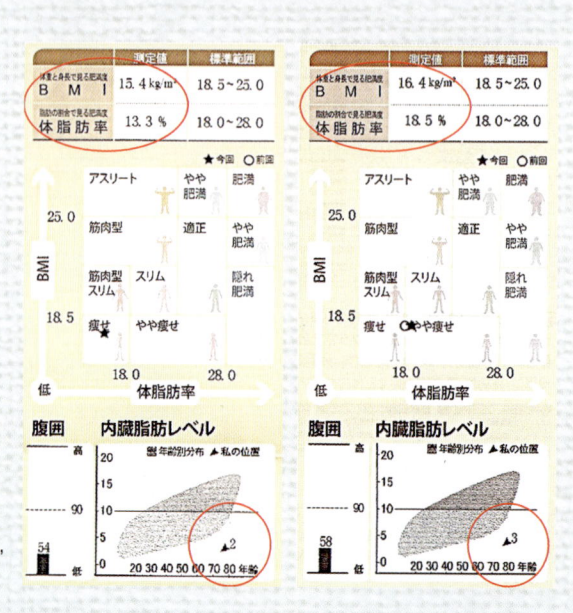

図11 BMI・体脂肪率
指導前（左），指導後（右）を比較するとBMIは上昇し，体脂肪率は標準範囲となった．

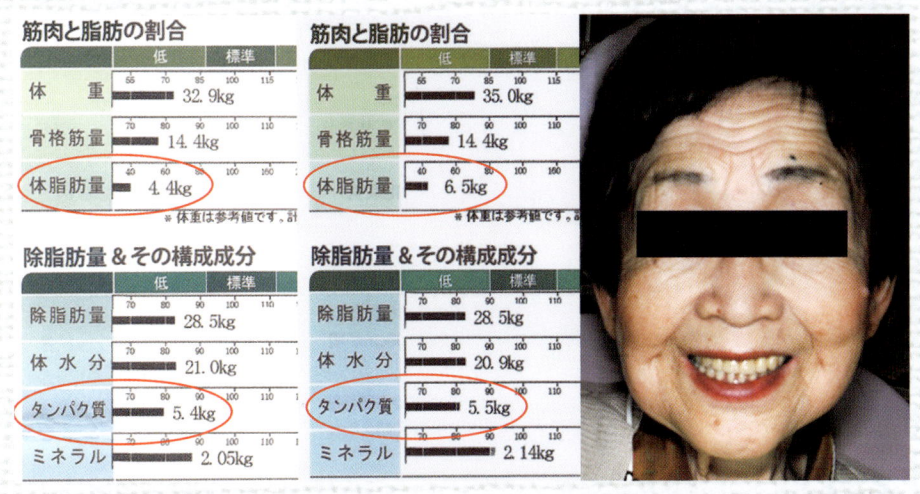

図⑫ 体脂肪量・タンパク質の指導前，指導後の比較（少し増加した）

くれました．目標をもって生きること，1日1日を大切にしていくこと，そして目的が歯科受診ではありますが，高齢者が外出する，外に出る行為そのものがなによりの低栄養の予防になるのではないかと思っています．これからも，患者さんの体の変化をずっと見守っていきたいと思います．

Case-B
硬い物が食べられない！

患者
71歳・女性．

主訴
硬い物が食べられない，前歯なので外出時に困る．

　この患者さんは他院にて，1年前に上顎の部分床義歯を製作しましたが，硬い物が噛めない，食べられない，食後口の中が気持ち悪い…など食事中の不快感に加え，ご主人と自営業を営まれているため，お仕事中に大きく口を開けて笑えない，長時間の会話が苦手，うっかり入れ歯を外したまま外に出てしまう…など接客する際の不都合やストレスなど多くの主訴を抱えた状態での来院でした（**図1**）．

口腔機能診断表

年齢　　性別　　氏名

▶**1. 入れ歯をしている方への質問**
- ☐ 入れ歯が合わない
- ☑ 硬い物が食べられない
- ☐ 食事がおいしくない
- ☑ 食後，口の中が気持ち悪い
- ☑ 入れ歯は老いを感じる
- ☑ 大きく口を開けて笑えない
- ☑ 長時間の会話が苦手
- ☑ 口の中がぱさぱさする（乾燥しやすい）
- ☐ 入れ歯が割れたことがある
- ☐ 歯ぎしりをする

ほか，前歯なので外出時に困る

▶**2. 入れ歯をしていない方への質問**
- ☐ 嘔吐反射が強い（入れ歯を入れると吐き気がする）
- ☐ 硬い物が食べられない
- ☐ 食事がおいしくない
- ☐ 上手くしゃべれない（発音が気になる）
- ☐ 見た目が気になる

- ☐ 歯がぐらぐらする
- ☐ 歯肉が腫れやすい
- ☐ 歯ぎしりをする
- ☐ 若い頃から虫歯が多かった

▶**3. 食べられないものはどれですか？**
リンゴ丸かじり，するめいか，たくあん，フランスパン
サラダ，豚肉，かまぼこ，ハンバーグ
ご飯，煮豆，煮魚，まぐろの刺身
バナナ，うどん，プリン，豆腐

▶**4. 好きな食べ物はなんですか？**

図1 口腔機能診断表

初診時の口腔内所見　図2に初診時のX線写真，図3に口腔内写真を示します．

健康チェック　初診時に高精度体成分分析装置にて体成分を測定（図4）．

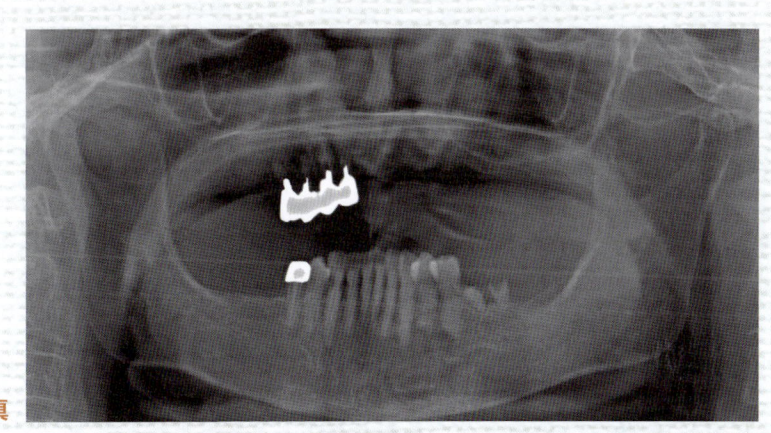

図2　初診時のX線写真

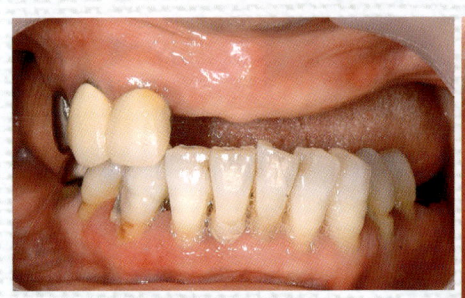

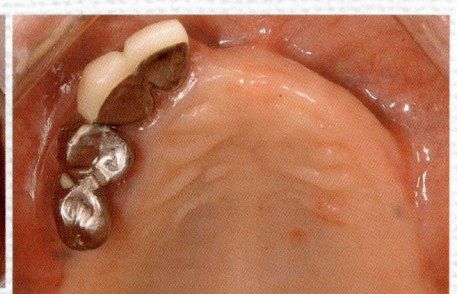

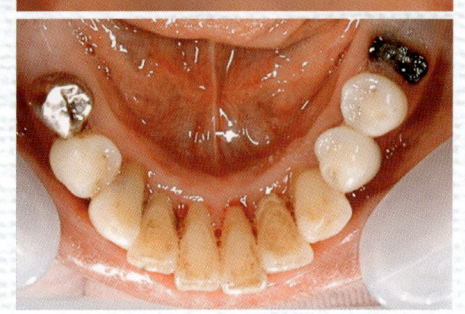

図3　初診時の口腔内写真

　入れ歯が合わず，我慢して使用しているこの患者さんのような方の食事は，おおむね軟らかくて消化のよいご飯やパンや麺類などの糖質中心の食事を摂っていることが多いため，BMIは標準範囲でも体脂肪率が標準範囲を超え，高くなっていることが多いのです．

指導上のコメント

　この方の場合，年齢が71歳と高齢であるのと既往歴や現病歴もないため，34.8％という体脂肪率はそれほど問題ないと思われます．むしろ，高齢の方にはこの程度の体脂肪が必要なのです．ただし，壮年期における体脂肪の

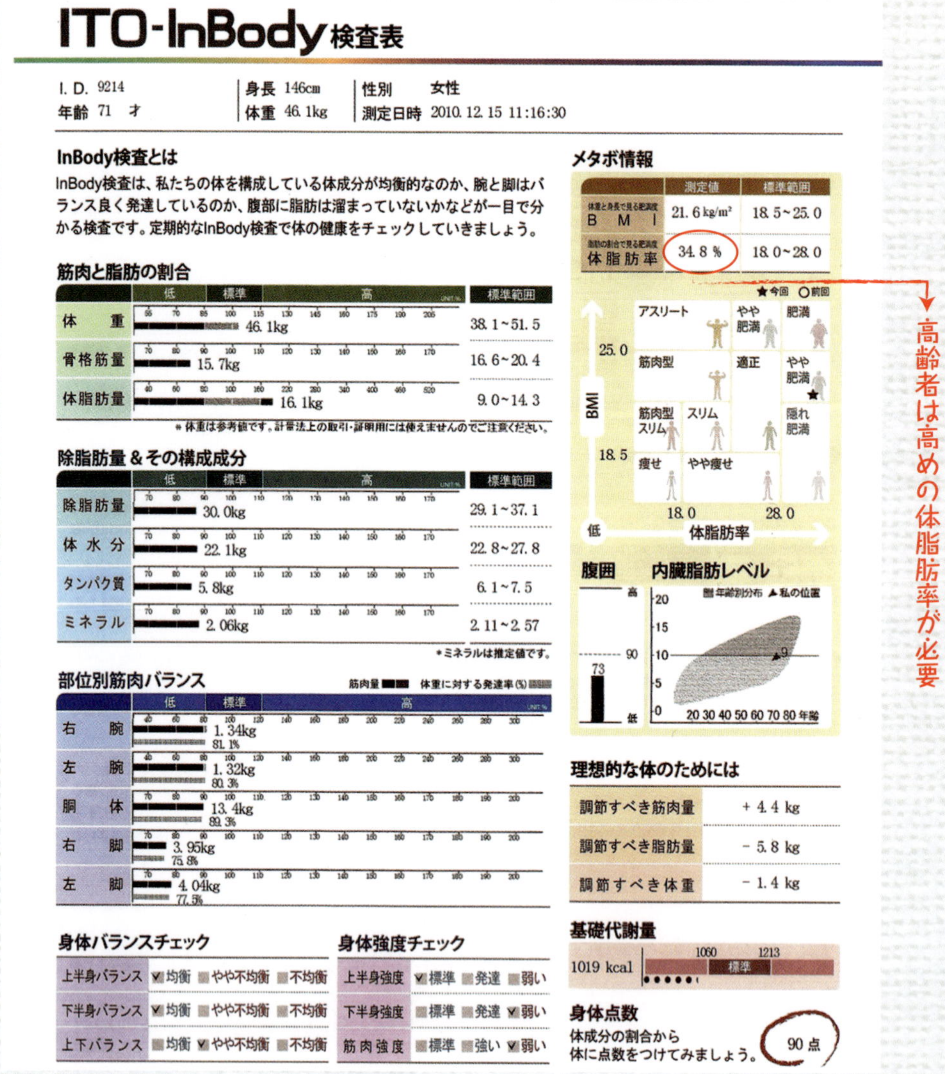

ITO-InBody検査表

I. D. 9214	身長 146cm	性別 女性
年齢 71 才	体重 46.1kg	測定日時 2010.12.15 11:16:30

InBody検査とは

InBody検査は、私たちの体を構成している体成分が均衡的なのか、腕と脚はバランス良く発達しているのか、腹部に脂肪は溜まっていないかなどが一目で分かる検査です。定期的なInBody検査で体の健康をチェックしていきましょう。

筋肉と脂肪の割合

	測定値	標準範囲
体重	46.1kg	38.1~51.5
骨格筋量	15.7kg	16.6~20.4
体脂肪量	16.1kg	9.0~14.3

＊体重は参考値です。計量法上の取引・証明用には使えませんのでご注意ください。

除脂肪量&その構成成分

	測定値	標準範囲
除脂肪量	30.0kg	29.1~37.1
体水分	22.1kg	22.8~27.8
タンパク質	5.8kg	6.1~7.5
ミネラル	2.06kg	2.11~2.57

＊ミネラルは推定値です。

部位別筋肉バランス

	筋肉量	体重に対する発達率(%)
右腕	1.34kg	81.1%
左腕	1.32kg	80.3%
胴体	13.4kg	89.3%
右脚	3.95kg	75.8%
左脚	4.04kg	77.5%

身体バランスチェック

上半身バランス	☑均衡 □やや不均衡 □不均衡
下半身バランス	☑均衡 □やや不均衡 □不均衡
上下バランス	□均衡 ☑やや不均衡 □不均衡

身体強度チェック

上半身強度	☑標準 □発達 □弱い
下半身強度	□標準 □発達 ☑弱い
筋肉強度	□標準 □強い ☑弱い

メタボ情報

	測定値	標準範囲
BMI	21.6 kg/m²	18.5~25.0
体脂肪率	34.8%	18.0~28.0

腹囲 73　**内臓脂肪レベル** 9

理想的な体のためには

調節すべき筋肉量	+4.4 kg
調節すべき脂肪量	−5.8 kg
調節すべき体重	−1.4 kg

基礎代謝量 1019 kcal（標準 1050~1213）

身体点数 体成分の割合から体に点数をつけてみましょう。90点

図4　初診時の高精度体成分分析結果

過多は特に内臓脂肪であればその内臓脂肪から分泌される生理活性物質が体にさまざまな問題を引き起こします．一方，高齢の方にとってはこの体脂肪がエネルギーの貯蓄になるのです．たとえば体脂肪率が標準もしくは標準を上回っている高齢の方が1週間，風邪で寝込んだとします．その方は，食べられなくても，体脂肪という貯蓄を切り崩しながら風邪が治るまで体力を維持することができます．ですから，たとえ1週間という長い間，寝込んだとしても風邪が治ってしまえば，また元の生活に戻ることができるのです．ところが反対にやせていて体脂肪率も10％前後という高齢の方が，風邪をひいて1週間寝込んだとします．その方は体脂肪という貯蓄がないために体が持ちこたえることができず，そのまま寝たきりになってしまうのです．実際に私のクリニックに来院される元気な高齢の方はみなさん体脂肪率が高めです（2010年に日本脂質栄養学会でも「コレステロールは高めが長生き」と発表しています）．

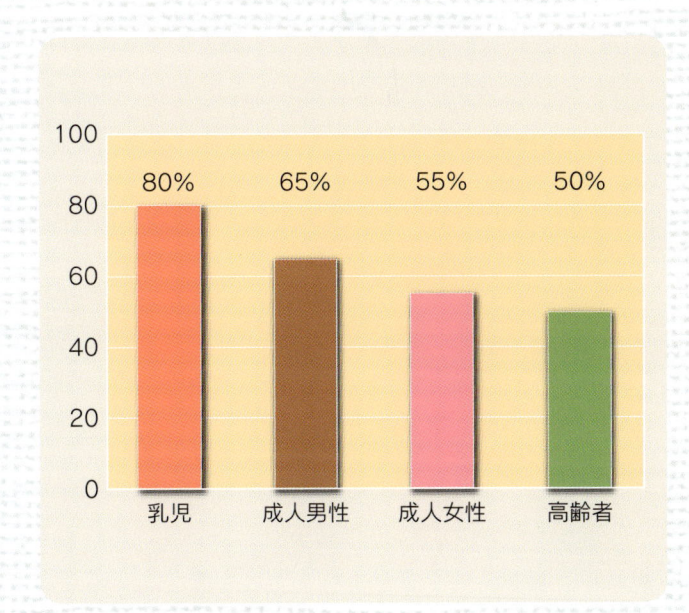

図5　人体の水分量
(成美堂出版『栄養の基本がわかる図解辞典』より)

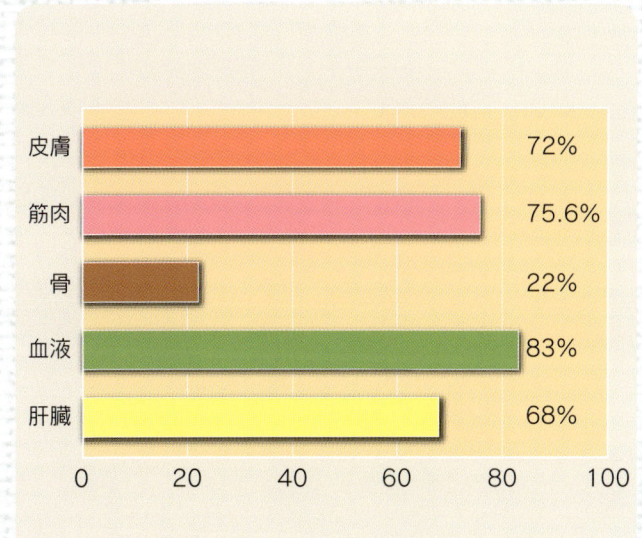

	乳児	成人男性	成人女性	高齢者
	80%	65%	55%	50%

図6　組織の細胞内水分含有量
(資料：林　典夫，廣野治子編『シンプル生化学』南江堂)

皮膚	72%
筋肉	75.6%
骨	22%
血液	83%
肝臓	68%

表1　体内の水の出納（成人1日あたり）（単位mL）

体に入る水		体から出る水	
食べ物の水分	1,000	尿	1,500
飲料	1,200	汗	700
代謝水※	300	呼気	300
合計	2,500	合計	2,500

※糖質，脂質，タンパク質がエネルギーになるときに出る水のこと
(成美堂出版『栄養の基本がわかる図解辞典』より)

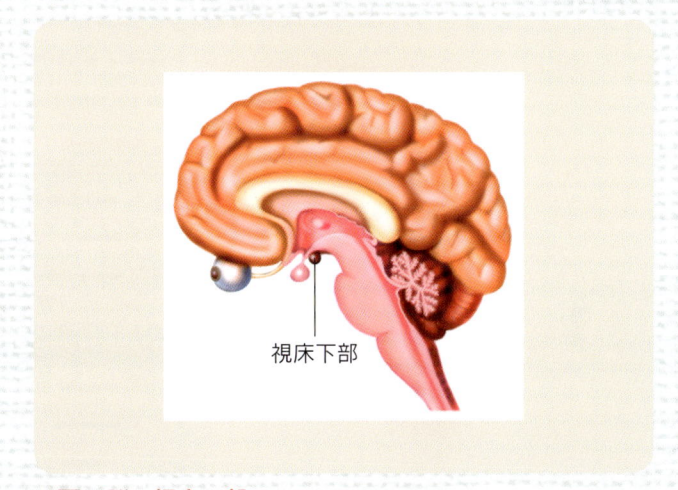

図7　脳：視床下部

この患者さんの体成分結果をみて何が問題か？

除脂肪量とその構成成分，つまり体水分，タンパク質，ミネラルすべてが標準を下回っている，そこが問題だと思われます．除脂肪量とは体のバランスをみるバロメーターです．

- 偏った食生活はしていないか？
- バランスのよい食事がしっかり摂れているか？
- 脳の機能は衰えていないか？

①**体水分**：人間の体は大部分が水分です．高齢者は体の50％，成人女性で55％，成人男性が65％で乳児においては80％が水分です（**図5**）．この水分は体液とよばれ，細胞内，細胞外（組織間，血漿），体腔（肺や心臓，胃腸や肝臓のすき間など）に存在しています（**図6**）．この体液の量が常に一定に維持されているおかげで私たちの体温は保たれ健康でいられるのです（**表**

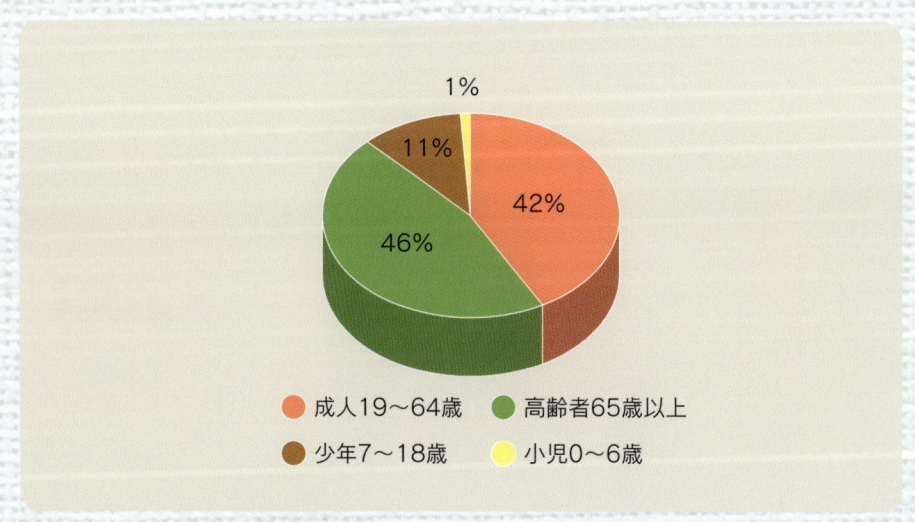

図8 熱中症患者の年齢別割合
(消防庁：熱中症による救急搬送者の状況2010年より)

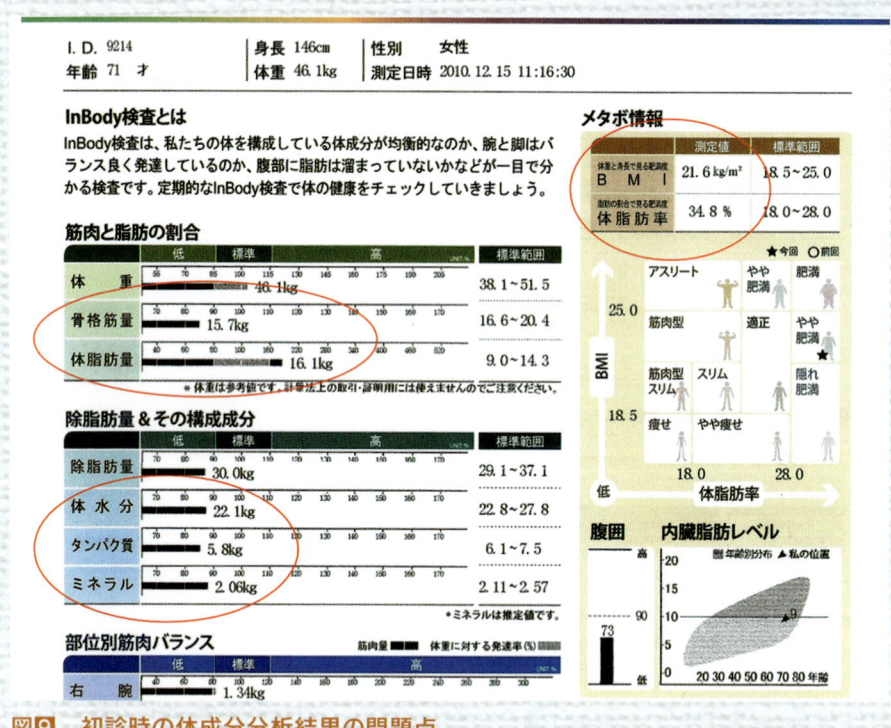

図9 初診時の体成分分析結果の問題点

1). 体液が減ってきたら喉が渇いて水を飲み，体内の水の出納のバランスをとっているのですが，実はこれをコントロールしているのは脳の視床下部なのです．視床下部は摂食行動，飲水行動，性行動，睡眠などの本能行動の中枢，および怒りや不安などの情動行動の中枢です (**図7**)．高齢になって脳の機能が衰えてくると水の出納バランスがとれなくなり，水分が減ってきてしまうのです．ですから熱中症で倒れたり亡くなられたりするのも高齢者が多いのです (**図8**)．高齢の方は喉が渇いていなくてもこまめに水分補給をし，夜中にトイレに行くのが面倒だからといって喉が渇いているのに我慢するこ

とは大変危険なのだと体水分が標準を下回る患者さんにはしっかりと説明しています．

　②**タンパク質**：筋肉や皮膚，髪の毛や爪，臓器など体の大部分はタンパク質でできています．ですからタンパク質の不足は栄養の状態が悪いことを表します．

　③**ミネラル**：体の生理機能を維持するためには必要不可欠なものです．ミネラルが不足すると欠乏症が起きます．代表的なものがカルシウムで，カルシウムが不足すると骨粗鬆症になりやすくなります．ほかにも亜鉛が不足すると味覚障害，鉄の不足は鉄欠乏性貧血など不足することでさまざまな病気が起こりやすくなります．

　④**ビタミン**：私たちがよくみる口内炎や口角炎はビタミンB_2や葉酸が不足して起こります．

　このように除脂肪量は体のバランスをみるバロメーターなのです．この患者さんの場合，BMIは標準で体脂肪率は高めですが，除脂肪量はすべて標準を下回っています．つまりエネルギーは満たされていてもよく噛めない（噛まない）ために脳の機能が衰え，栄養も偏り，体のバランスが悪くなっているのです（**図9**）．

治療へのアプローチ

　このような患者さんには次頁（**図10，11**）の用紙をお渡しして，以下のような咀嚼の重要性を説明します．

　「あれもこれもいろいろな物をバランスよく食べられなければ，体は欠乏症が起きて，病気になってしまうのですよ．若いうちは栄養のことなどあまり考えなくてもエネルギーさえ満たされているだけで病気になどならなかったかも知れませんが，高齢になると代謝も悪くなり，内臓の働きも衰えてくるので，しっかりと栄養を摂らないとますます老化のスピードが加速してしまうのです．1回の食事の量も減っていくために，少ない量で栄養をしっかりと摂らなくてはいけません．少ない量でバランスのとれた食事をしようと考えたら，噛めないからこれは無理…これは硬そうだから食べない…などといって硬い物を除いた軟らかい物ばかりを選んで食べていたら一体どうなりますか？　食事も限られたものになり，栄養は偏って必ず体にしわ寄せがきます．病気になってからでは遅いのです…これからは質のよい食事が必要なのですよ」

　患者さんは「歯の治療に来たのに栄養指導まで受けるとは思わなかった…あと何年生きられるかわからないけど，健康でいたい，病気にはなりたくないからしっかり噛めるようになりたい！」とおっしゃいました．

　患者さんは入れ歯では散々，嫌な思いをしてきたのと，硬い物でもなんでも食べられるようになりたい，との思いから固定式でのインプラント治療を希望されました．

- ▶**体水分が不足**：こまめに水分補給をしましょう
- ▶**タンパク質が不足**：タンパク質を多く含む食材：肉，魚，卵，牛乳，大豆，豆製品
- ▶**ミネラルが不足**：欠乏症：多く含む食材
  - ①**カルシウムが不足**→イライラする，キレやすい，不整脈，骨粗鬆症
    - 多く含む食材：小魚，乳製品，モロヘイヤ，小松菜，大豆製品など
  - ②**鉄が不足**→貧血，集中力，思考力の低下，肩・首筋のコリ
    - 多く含む食材：ほうれん草，小松菜，レバー，ひじき，油揚げ，いわしなど
  - ③**銅が不足**→白髪が増える，皮膚の色が悪くなる
    - 多く含む食材：えび，たこ，いか，納豆，ごま，くるみ，レバー，ココアなど
  - ④**亜鉛が不足**→味覚障害，脱毛，性機能障害，成長障害
    - 多く含む食材：牡蠣，ほたて，タコ，たらこ，うなぎ，レバー，ごま，アーモンドなど
  - ⑤**マグネシウムが不足**→イライラする，不整脈，足がつりやすくなる，骨粗鬆症
    - 多く含む食材：アーモンド，カシューナッツ，落花生，納豆，海藻類など
  - ⑥**カリウムが不足**→高血圧，知覚が鈍くなる，夏バテしやすくなる
    - 多く含む食材：干し柿，アボガド，さつまいも，ほうれん草，いんげん，果実類など
  - ⑦**ヨウ素が不足**→甲状腺腫，疲れやすくなる
    - 多く含む食材：昆布，わかめ，のりなど
  - ⑧**マンガンが不足**→疲れやすくなる，骨の発育不良を起こす
    - 多く含む食材：抹茶，煎茶，玄米，アーモンド，大豆，ごまなど
  - ⑨**クロムが不足**→動脈硬化，インスリンの働きが悪くなる
    - 多く含む食材：そば（生），あなご，あさり，鶏胸肉，竹の子，里芋，ひじきなど

- ●**以下のミネラルの過剰摂取には注意**
  - ①**リンの過剰摂取**→骨粗鬆症になりやすくなる
    - 多く含む食材：インスタントなどの加工食品，ハム，ウインナーなど
  - ②**ナトリウムの過剰摂取**→高血圧
    - 多く含む食材：食塩，醤油，みそ，梅干し，佃煮など
  - ③**セレンの過剰摂取**→爪の変形，脱毛
    - 多く含む食材：きんめだい，わかさぎ，かつお，あん肝，鶏ささみなど

ポートスクエア歯科クリニック

図10　各種栄養素の欠乏症と多く含む食材①

- ▶**ビタミンが不足**：欠乏症：多く含む食材
  - ①**ビタミンAが不足**→夜盲症，発育不全，粘膜が弱くなり感染症にかかりやすい
    - 多く含む食材：かぼちゃ，緑黄色野菜，レバー，バター，チーズ，うなぎなど
  - ②**ビタミンDが不足**→歯や骨の発育不全
    - 多く含む食材：干し椎茸，キクラゲ，サケ，カレイ，あん肝，ちりめんじゃこ，サンマなど
  - ③**ビタミンEが不足**→溶血性貧血
    - 多く含む食材：アーモンド，落花生，かぼちゃ，ひまわり油，キングサーモン，うなぎなど
  - ④**ビタミンKが不足**→出血が止まらない，骨がもろくなる，新生児の頭蓋内出血
    - 多く含む食材：納豆，ひじき，緑黄色野菜，大根の葉，かぶの葉，豆苗，海藻など
  - ⑤**ビタミンB_1が不足**→脚気，食欲不振，神経障害
    - 多く含む食材：豚肉，ボンレスハム，うなぎ，玄米，大豆，そばなど
  - ⑥**ビタミンB_2が不足**→皮膚炎，口内炎，口角炎，脂質の代謝低下
    - 多く含む食材：レバー，うなぎ，マコガレイ，牛乳，ズワイガニ，納豆など
  - ⑦**ナイアシンが不足**→皮膚がザラザラになる，ペラグラ，口角炎
    - 多く含む食材：タラコ，カツオ，ムロアジ，マグロ，サバ，レバー，落花生など
  - ⑧**ビタミンB_6が不足**→皮膚炎，手足のしびれ，貧血，むくみ
    - 多く含む食材：カツオ，マグロ，サケ，サンマ，レバー，バナナ，さつま芋など
  - ⑨**葉酸が不足**→貧血，口内炎，食欲不振，皮膚の異常
    - 多く含む食材：レバー，菜の花，ほうれん草，枝豆，モロヘイヤ，ブロッコリー，果物など
  - ⑩**ビタミンB_{12}が不足**→悪性貧血，神経障害
    - 多く含む食材：牛乳，卵，チーズ，レバー，サンマ，タラコ，牡蠣，アサリなど
  - ⑪**ビオチンが不足**→皮膚炎，食欲不振，脱毛・白髪
    - 多く含む食材：卵，納豆，アーモンド，ピーナッツ，くるみ，ごま，レバー，しいたけなど
  - ⑫**パントテン酸が不足**→頭痛，疲労，副腎機能の低下，血圧低下，手足の知覚異常
    - 多く含む食材：レバー，子持ちガレイ，納豆，アボガド，タラコ，うなぎなど
  - ⑬**ビタミンCが不足**→壊血病，疲労感，脱力感，シミやしわの原因
    - 多く含む食材：菜の花，柿，グァバ，ピーマン，ブロッコリー，ネーブルオレンジなど

ポートスクエア歯科クリニック

図11　各種栄養素の欠乏症と多く含む食材②

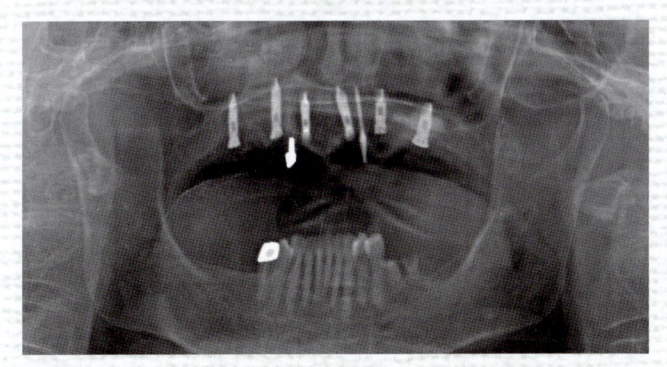

図12 インプラント埋入手術後のX線写真

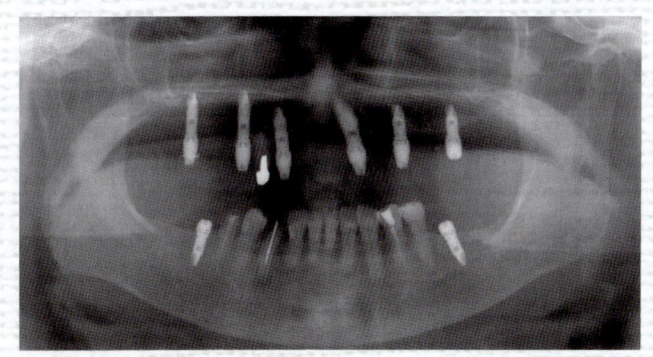

図13 2次手術後のX線写真
可撤式から固定式へ．

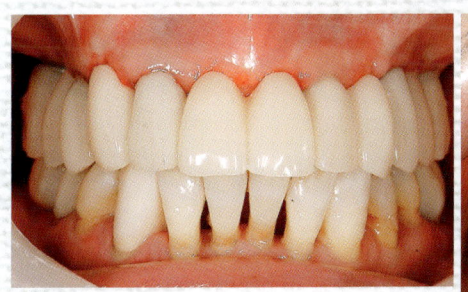

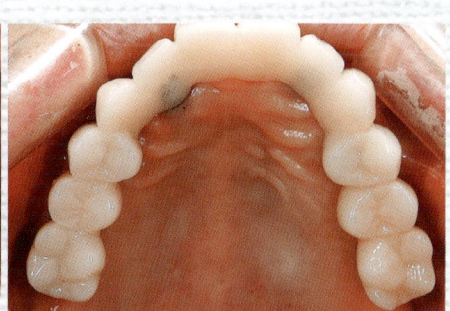

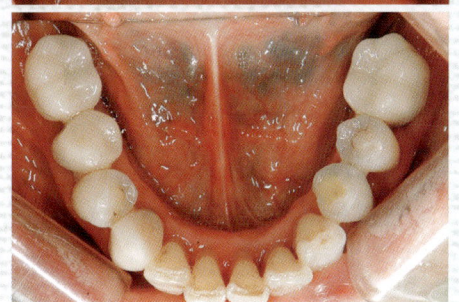

図14 プロビジョナルレストレーション装着後の口腔内写真

治療経過

上顎からインプラントが埋入されました．1回目のインプラント埋入手術後は総義歯形態のテンポラリーオーバーデンチャーを装着して2次手術を待ちます（**図12**）．

その後，下顎にインプラントが埋入され，その2カ月後に上顎の2次手術が行われ（**図13**），いよいよ固定式のプロビジョナルレストレーションが装着されました（**図14**）．

以前はこの時点で，私たち歯科衛生士が行うのはプラークコントロールを中心としたTBIやクリーニングが主な仕事であり，最終上部構造が装着されるまではプラークコントロール以外の指導は何一つ行っていませんでした．

現在の指導の実際

しっかりと噛めるようになったら，どのような食生活を送っているのかをしっかりと把握させていただき，食生活の指導をしています．33頁でも紹介したNPO法人国際生命科学研究機構「TAKE10！®」冊子の食生活チェックシート（**図15**）を使用して，どのような食生活を送っているのかを把握させ

図15 食生活チェックシート
(NPO法人国際生命科学研究機構「TAKE10!®」冊子より)

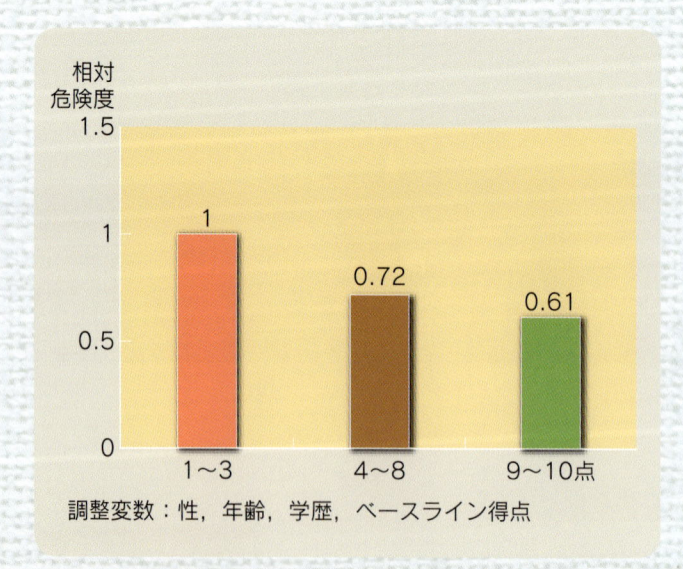

図16 食品摂取の多様性得点各群の高次生活機能低下の相対危険度
多様性に富んだ食品を食べている高齢者ほど要介護のリスクが低い.
(出典：熊谷修，他．日本公衆衛生雑誌．50．1117-1124, 2003)

　ていただきます．このシートでは栄養の偏りがわかるほかに，食品摂取の多様性を得点化することで，そのスコアに応じた高次生活機能低下の相対危険度がわかるのです．1日に9品目から10品目と，多様性に富んだ食品を食べている高齢者ほど要介護のリスクが低いのです（**図16**）．ですから患者さんには「噛めるようになったのだから今までと同じ食事をしていたのではダメなのですよ．あれもこれもいろいろな物をバランスよく食べましょう」と伝えています．そして，プロビジョナルレストレーションが装着されて4カ月後に再び高精度体成分分析装置で体成分を測定させていただきました（**図17**）．体重は46.1 kgから46.2 kgと変動がないため，BMIはほとんど変わりませんが，体脂肪率と内臓脂肪レベルが少し減少し（**図18**），骨格筋の量は増えて体脂肪量が減っています．そして最も驚いたのは，除脂肪量とその構成成分すべてが上昇し標準範囲の数値になっていたのです（**図19**）．体重は変わらないのに体の中のバランスが変わっているのです．固定式の歯になってわずか4カ月あまりでのこの体の変化には本当に驚きました．これは咀嚼機能の回復によってしっかりと噛むことができるようになり，バランスのよい食事が食べられるようになったことで体のバランスがよくなってきた証拠なのです．驚いたのと同時に人の体は食事で変わるのだと，この患者さんを通してますますそう思うようになりました．

　そしてこの患者さんをきっかけにある調査をしてみました．70歳以上の男女34名の除脂肪量を調査した結果，除脂肪量とその他の構成成分，すべての数値が標準に入っている体のバランスのよい方は18名，逆にそのすべてが標準範囲以下の数値を示した方が7名でした．それぞれの平均残存歯数を調べると，3つが標準に入っていた18名の方には20.8本の歯が残存し，

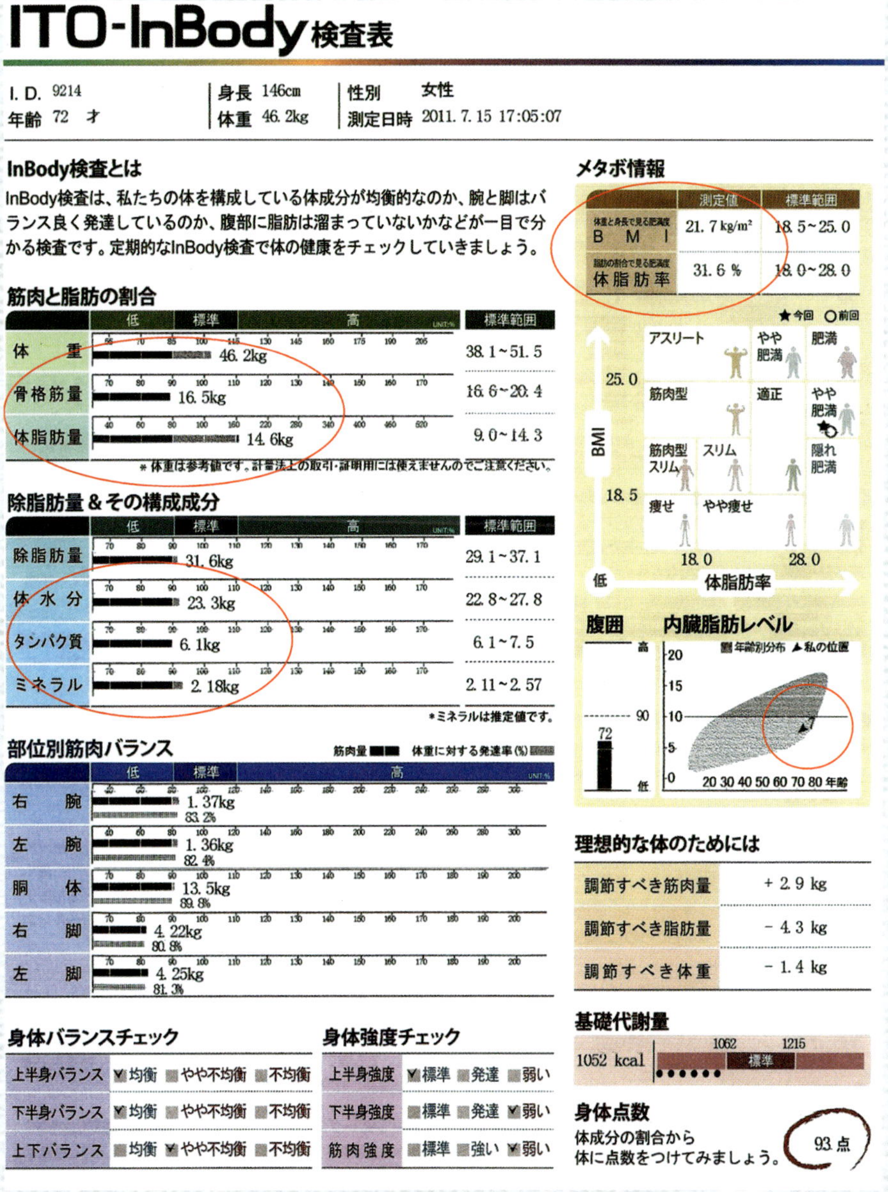

図17　固定式になって4カ月後の高精度体成分分析結果

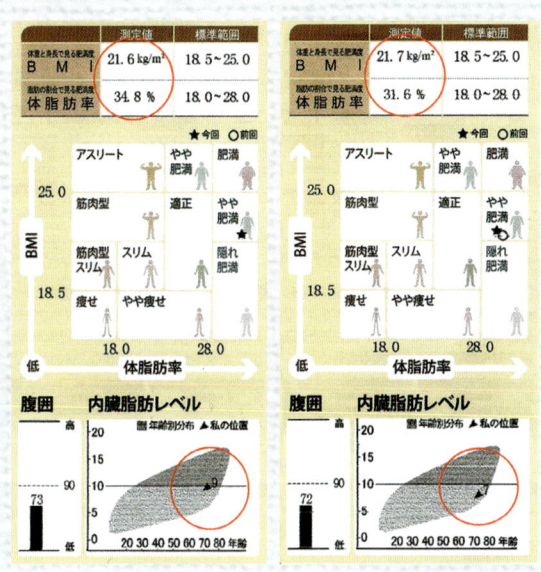

図18　体脂肪率・内臓脂肪レベル
術前（左），術後（右）を比較すると少し減少している．

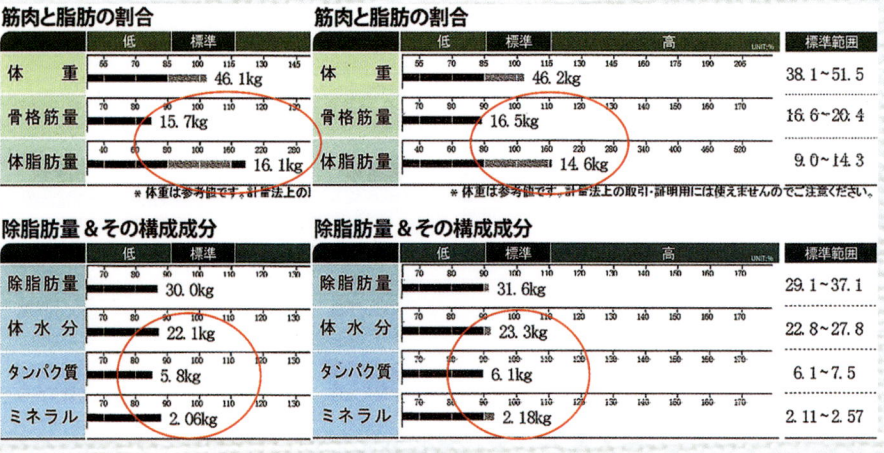

図19 体水分・タンパク質・ミネラル
術前（左），術後（右）を比較するとすべて標準範囲となっている．

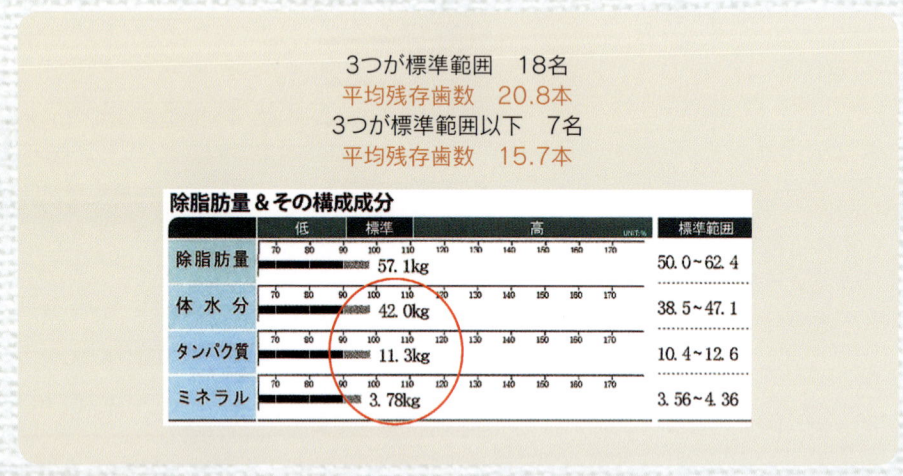

図20 70歳以上の男女34名の除脂肪量を調査した結果
（ポートスクエア歯科クリニック統計による）

すべてが標準範囲以下の方には15.7本の歯しか残存していないことがわかりました（**図20**）．

　この結果からわかることは，いろいろな物をバランスよく食べられる，体のバランスがよくなるには20本以上の歯が必要なのだということです．

　私たちは日々の臨床において咀嚼機能が著しく低下している方や，歯の欠損がある患者さんに対し，多くのケースでインプラントという手段を使い，咀嚼機能を回復させています．今までは咀嚼機能が回復し，よく噛めるようになったその時点が治療のゴールで，あとは長期的に維持するためのメインテナンスをしていくことが歯科医療の役割だと思っていました．でもそれでは患者さんを健康に導くことはできないのです．咀嚼機能が回復したからといって食生活まで改善したと考えるのは大きな間違いなのです．しっかりと食べられる機能が整ったら，咀嚼の重要性を伝え食事指導や生活指導を私たちが行い，患者さんが実際に実践することで初めて患者さんを健康に導くこ

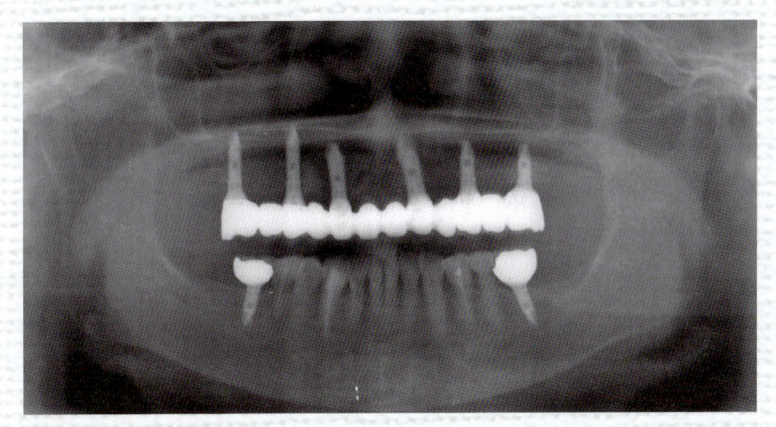

図21 術後のX線写真

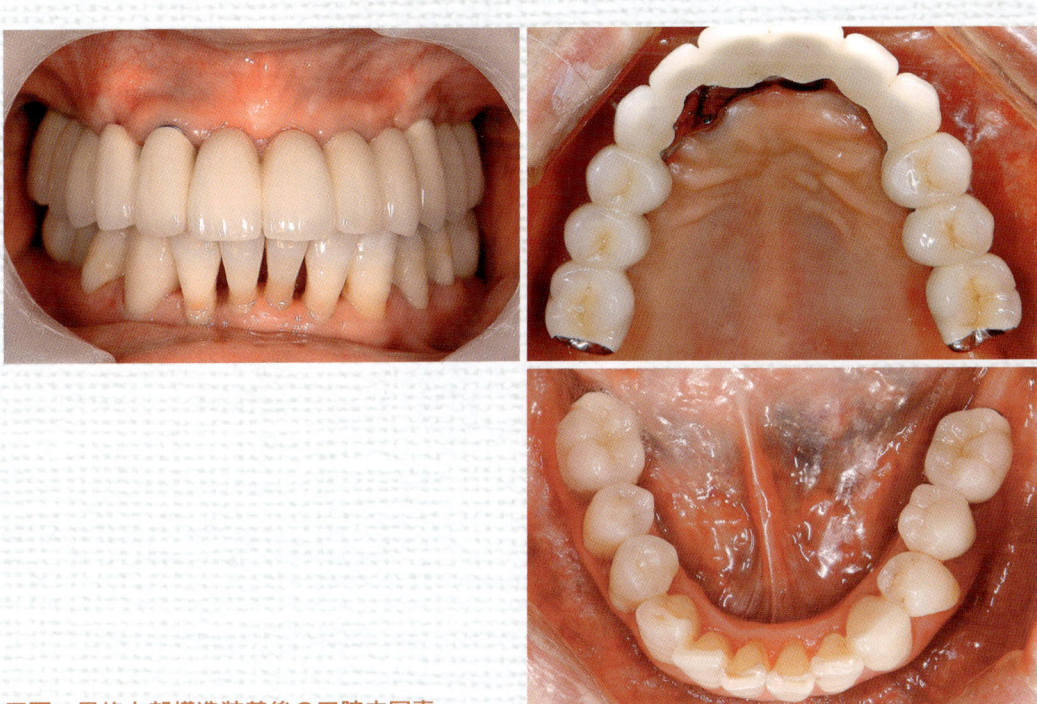

図22 最終上部構造装着後の口腔内写真

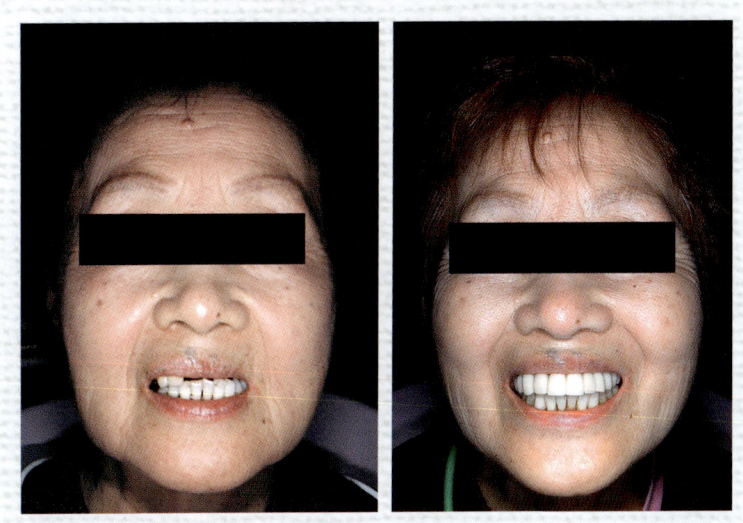

図23 術前（左）と術後（右）の顔貌の比較

Case-B

とができるのです．ここが，今まで歯科医療に欠けていたことなのです．今後はこの部分を私たちがしっかりと行い，患者さんも歯科でそのような指導を受けることが当たり前のようになる時代になってほしいと願います．そのために私たちは知識を身につけ，患者さんには咀嚼の重要性を今まで以上にしっかりと認識させることが今後の歯科医院における最重要課題だと思います．そしてそれが患者さんの健康長寿，ひいては日本の医療費削減につながっていくのだと思います．

　この患者さんは治療が終了し，現在は3カ月に一度，定期検診で来院されています(**図21〜23**)．先日，来院されたときも「今年で結婚50年なの．娘たちが金婚式のお祝いに温泉旅行をプレゼントしてくれるというので，今はそれを楽しみにしているの．主人といろいろなところに行って美味しい物を食べるのが私の一番の楽しみなのよ…」と，おっしゃっていました．実はこの患者さんは固定式のプロビジョナルレストレーションが装着されたその翌週末にも50年ぶりに同窓会に参加されました．そのときにも「ずっと行ってなかった同窓会に50年ぶりに行って来たのよ．人前で歯も見せられるし，なんでも食べられるようになって，歯を治して本当によかった」とおっしゃっていました．治療して歯がきれいになったことで自信が生まれ，積極的に外に出て人に会い，会話をしたくなったのかもしれません．これからも健康で充実した日々を送っていただきたいと思っています．そしてぜひ，ダイヤモンド婚式も迎えていただきたいと思います．

あとがき

　健康寿命を阻害する因子として，内臓脂肪の蓄積によるメタボリックシンドロームや骨，筋肉などの運動器障害によるロコモティブシンドローム，そして年々増加する認知症があげられます．それらを改善または予防するためには，咬合の改善および咀嚼が維持されていることが原則となります．私たち歯科医療関係者は，従来の歯科治療である歯を治せばそれで終わりではなく，そこからが健康寿命を延伸するためのスタートであることを忘れてはならないと思います．本書がそのための意識改革と手引きとなればこれほどの喜びはありません．

健康寿命を阻害する因子

内臓脂肪症候群
Metabolic Syndrome
食事と運動習慣

運動器症候群
Locomotive Syndrome
筋肉トレーニング，骨密度維持

運動

咬合の回復，咀嚼維持

予防・改善

予防

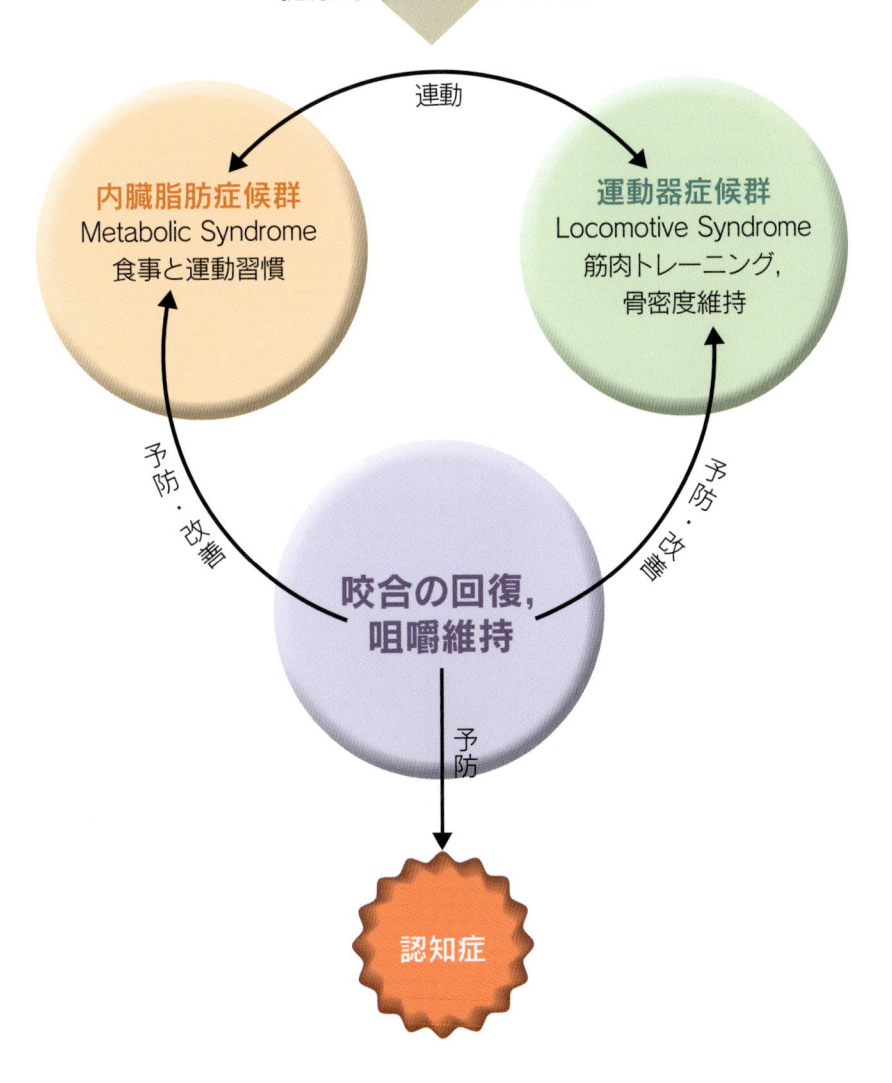

認知症

文　献

1) 白澤卓二：100歳までボケない101の方法．脳とこころのアンチエイジング．文春新書，2011，162，163．
2) 熊谷　修ほか：地域在宅高齢者における食品摂取の多様性と高次生活機能低下の関連．日本公衆衛生雑誌，50(12)：1117-1124，2003．
3) 福岡秀興：「食の形態」思春期・妊娠期の栄養について．NPO日本食育インストラクター1級，2級資格認定合同研修会テキスト．2011，27-36．
4) 勝川史憲：「健康増進」肥満，メタボリックシンドローム，エネルギー代謝と食事療法．NPO日本食育インストラクター1級，2級資格認定合同研修会テキスト．2011，45-66．
5) 服部幸應監修：食育の基礎知識　重要性がますます高まる食育．食育インストラクター養成講座テキスト1．がくぶん総合教育センター，12，21-22．
6) 上野川修一，五島朋幸，小山珠美：誤嚥性肺炎予防のための口腔ケアと腸管免疫の重要性．オーラルケア，2006．
7) 阪口恵子：「豊かな食卓」暮らしの中心は「食」にあり．NPO日本食育インストラクター1級，2級資格認定合同研修会テキスト．2012，11-26．
8) 社団法人全国学校栄養士協議会編：栄養教諭のための食肉の知識．第2版，財団法人学校給食研究改善協会，2006，10，11．
9) 武田孝之，林　揚春：歯の欠損から始まる病気のドミノ．―命の質と量を守るためのインプラント治療．医歯薬出版，2010．
10) 河村寛幸，小柳磨毅，渕岡　聡：富士武史監修：ここがポイント！整形外科疾患の理学療法．改定第2版，金原出版，2006．
11) Donald A. Neumann：嶋田智明，平田総一郎：筋骨格系のキネシオロジー．第1版第2刷，医歯薬出版，2006．
12) 白澤卓二：百寿力　長寿遺伝子のミラクル．東京新聞出版局，2008．
13) 肥満の判定と肥満症の診断基準（日本肥満学会2000）．
14) Lakka HM, Laaksonen DE, Lakka TA, Niskanen LK, Kumpusalo E, Tuomilehto J, Salonen JT. The metabolic syndrome and total and cardiovascular disease mortality in middle-aged men. JAMA. 2002；288(21)：2709-16.
15) Heng D, Ma S, Lee JJ, Tai BC, Mak KH, Hughes K, Chew SK, Chia KS, Tan CE, Tai ES. Modification of the NCEP ATP III definitions of the metabolic syndrome for use in Asians identifies individuals at risk of ischemic heart disease. Atheroslerosis. 2006；186(2)：367-73. Epub 2005 Aug 19.

索引 INDEX

あ
胃瘻の造設……43
エストロゲン……56
エネルギー量……9
栄養素等の摂取状況……54

か
加齢による骨量の変化……55
噛む回数……14
噛む力……25
隠れ肥満……45
基礎代謝量……22
嗅覚……23
欠損ドミノ……6
血糖値……51
健康維持……17
健康へのスタート時点……19
コレステロール……13
コンビネーションシンドローム……7
股関節の負荷……59
口渇……26
高血圧と肥満……13
高精度体成分分析結果……33
高精度体成分分析装置……33
高齢者とうつ……38
高齢者の自殺……41
高齢者の閉じこもり……39
高齢者の意識と心理……39
国民医療費……17
骨粗鬆症……57
骨粗鬆症の危険因子……61
骨粗鬆症の分類……66
骨粗鬆症予防……68
骨のリモデリング……60
骨密度……61,64
骨量……54

さ
脂質異常症と肥満……13
視覚……23
嗜好の変化……28
疾病構造の変化……29
女性ホルモン……12
女性ホルモンの分泌量の変化……56

消化液……21
消化液の分泌低下……25
消化器官……21
消化吸収能力の低下……25
上腕骨近位端骨折……58
食事バランスガイド……10
食事バランスガイドの料理区分……11
食生活チェックシート……36
食生活チェックシートの記入例……36
身体活動レベル……9
人口ピラミッド……18
生活改善の指標……45
生活習慣……44
生活習慣病の進行モデル……14
脊椎椎体圧迫骨折……58
咀嚼回数……15
咀嚼の重要性……20

た
タンパク質……29
唾液……26,27
唾液腺……26
唾液腺マッサージ……27
唾液の分泌……27
体脂肪率……53
体成分分析……47
大腿骨頸部骨折……58
男性ホルモン……12
中性脂肪……13
超音波骨密度測定システム……61
聴覚……23
低栄養……33,34,37
低栄養状態……38
低栄養の評価法……32
低栄養への対応……42
転倒予防のためのトレーニング……60
ドライマウス……26
橈骨遠位端骨折……58
糖尿病と肥満……13

な
内臓脂肪……12
内臓脂肪型肥満……50

は
皮下脂肪……12
肥満と咀嚼……14
肥満と病気の関係……13
独り暮らしの高齢者の増加……41

ま
未病……49
味覚の低下……24
メタボ検診……46
メタボリックシンドロームの診断基準……46
問診票……44

や
有酸素運動……52

欧文
BMI……12
BMIと疾病有病指数……45
BMIによる評価……45
BMIの計算方法……32
HDL……13
LDL……13
PEM……29

【著者略歴】

安達恵利子
あだち　えりこ

1993年	新東京歯科衛生士学校卒業
同　年	医療法人社団秀飛会　上志津中央歯科勤務
現　在	医療法人社団秀飛会　ポートスクエア歯科クリニック勤務

林　揚春
はやし　よしはる

1979年	日本大学松戸歯学部卒業
	IDA（国際デンタルアカデミー）勤務
1983年	河津歯科医院勤務
1986年	現在地に開業
2006年	日本大学松戸歯学部客員教授
	日本顎咬合学会　副理事長　指導医
	日本ピエゾ臨床研究会　副理事長
	FIDI会員

武田　孝之
たけだ　たかゆき

1980年	東京歯科大学卒業
1985年	同大学大学院修了（歯学博士）
	同大学歯科補綴学第二講座助手
1986年	袖ヶ浦歯科医院勤務
1990年	現在地に開業
2005年	東京歯科大学臨床教授
	日本補綴歯科学会　専門医　指導医
	日本口腔インプラント学会　専門医
	FIDI会員

嚼育
―口腔からはじめるサクセスフルエイジングのために―　　ISBN978-4-263-44384-2

2013年 4月10日　第1版第1刷発行
2017年 1月20日　第1版第2刷発行

著　者　安達恵利子
　　　　林　　揚春
　　　　武田　孝之
発行者　白石　泰夫
発行所　医歯薬出版株式会社
〒113-8612　東京都文京区本駒込1-7-10
TEL.（03）5395-7638（編集）・7630（販売）
FAX.（03）5395-7639（編集）・7633（販売）
http://www.ishiyaku.co.jp/
郵便振替番号 00190-5-13816

乱丁，落丁の際はお取り替えいたします．　　印刷・真興社／製本・皆川製本所
© Ishiyaku Publishers, Inc., 2013. Printed in Japan

本書の複製権・翻訳権・翻案権・上映権・譲渡権・貸与権・公衆送信権（送信可能化権を含む）・口述権は，医歯薬出版（株）が保有します．

本書を無断で複製する行為（コピー，スキャン，デジタルデータ化など）は，「私的使用のための複製」などの著作権法上の限られた例外を除き禁じられています．また私的使用に該当する場合であっても，請負業者等の第三者に依頼し上記の行為を行うことは違法となります．

JCOPY ＜（社）出版者著作権管理機構　委託出版物＞
本書を複写される場合は，そのつど事前に，（社）出版者著作権管理機構（電話 03-3513-6969, FAX 03-3513-6979, e-mail:info@jcopy.or.jp）の許諾を得てください．